Grundzüge einer Klinischen Vektordiagraphie des Herzens

Von

Professor Dr. F. Schellong

Vorstand des Krankenhauses Speyerershof
in Heidelberg

Mit einem Beitrag

Der Siemens-Vektordiagraph

von Dr. A. Buckel-Berlin

Mit 68 Abbildungen

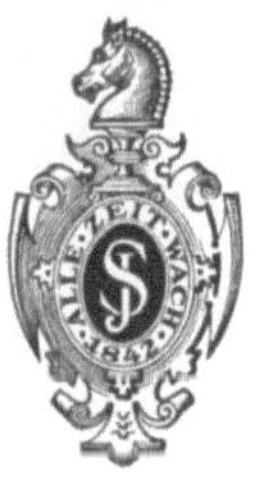

Springer-Verlag Berlin Heidelberg GmbH
1939

© Springer-Verlag Berlin Heidelberg 1939
Ursprünglich erschienen bei Julius Springer in Berlin 1939

ISBN 978-3-662-33572-7   ISBN 978-3-662-33970-1 (eBook)
DOI 10.1007/978-3-662-33970-1

Sonderdruck
des gleichnamigen Beitrages in den Ergebnissen der inneren Medizin
und Kinderheilkunde, Band 56.

Vorwort.

Mit „Vektordiagraphie“ bezeichneten wir eine Methode, die die Herzaktionsspannungen zweier Ableitungen selbsttätig zusammensetzt und damit den manifesten Herzvektor registriert. Die bisher notwendigen mühsamen Konstruktionen des Vektors aus den Elektrokardiogrammen sind damit überflüssig geworden. Die klinische Ausarbeitung ergab aber sehr bald, daß man von der Methode *mehr* verlangen kann und muß, als den einfachen Ersatz etwa des Dreieckschemas. Wir verfolgten ein Ziel, zu welchem die bisherigen Konstruktionen nach Lage der Dinge nicht vordringen können: nämlich *die räumlich-stereoskopische Darstellung der Herzvektoren.* Hier erst kamen wir zu der wahren klinischen Ausnutzung der Vektordiagraphie. Das Ziel konnte nicht auf dem üblichen Wege der Extremitätenableitung erreicht werden; es ergab sich die Notwendigkeit, statt dessen thorakale rechtwinklige Ableitungen einzuführen.

Unsere klinischen Erfahrungen haben mir die Überzeugung gegeben, daß diese räumlich-stereoskopische Vektordiagraphie eine wertvolle Ergänzung der Elektrokardiographie bildet, daß sie sowohl selbständig mit eigenem Aufgabenkreis zu verwenden ist, wie auch Fragen der Elektrokardiographie in anschaulicher Weise klären kann. Daher trug ich keine Bedenken, Methode und Ergebnisse jetzt schon in Buchform vorzulegen, trotzdem die Möglichkeit einer allgemeineren Benutzung und damit Nachprüfung erst im Laufe der Zeit gegeben sein wird. Die monographische Darstellung soll die klinische Einarbeitung erleichtern.

Noch etwas weiteres beabsichtigte ich. Jede neue klinische Methode kann ihre Berechtigung nur durch neue und wertvolle klinische Resultate beweisen. Diese haben wir, wie ich glaube, erhalten. Aber auch von Abänderungen der Methode — die bereits vorgenommen sind — muß man verlangen, daß sie den Nachweis ihrer Berechtigung durch brauchbare klinische Ergebnisse führen. Denn eine klinische Methode und ihre Ergebnisse müssen ein untrennbares Ganzes bilden. Das sollte durch eine Buchdarstellung besonders betont werden.

Die technische Herstellung des Apparates mußte sich den klinischen Gesichtspunkten unterordnen. Herrn Dr.-Ing. HELLER bin ich für seine Hilfe in unserer Gemeinschaftsarbeit aufrichtig dankbar; ohne seine Anpassung wäre die Entwicklung der Methode nicht möglich gewesen. Auf seine technische Arbeit gründet sich der von der Firma Siemens konstruierte Apparat.

Der Verlagsbuchhandlung Julius Springer danke ich für ihr Entgegenkommen und besonders für die sorgfältige Reproduktion der Abbildungen.

Heidelberg, im Mai 1939.

F. SCHELLONG.

Inhaltsverzeichnis.

A. Konstruktive Darstellung des Vektors aus dem Elektrokardiogramm.

Wenn sich bei der Systole des Herzens die Erregung über die Kammern ausbreitet, entstehen Potentialdifferenzen dadurch, daß sich die jeweils schon erregten Herzmuskelteilchen „elektrisch negativ" zu den noch ruhenden verhalten. Von der Körperoberfläche ableitbar ist für *jeden Augenblick* der Herztätigkeit eine Resultante aller *in diesem Augenblick* im Herzen und um das Herz vorhandenen Spannungsdifferenzen, nämlich die „manifeste resultierende Potentialdifferenz".

EINTHOVEN hat in seinem bekannten Dreieckschema gezeigt, wie man durch zwei oder drei Extremitätenableitungen die resultierende Potentialdifferenz *nach ihrer Größe und Richtung*, also den *resultierenden Vektor*, bestimmen kann. Indem er nämlich annimmt, daß das Herz als materieller Punkt in einer homogenen Masse liegt und die Abstände des Herzens von den drei Ableitungsstellen gleich groß sind, betrachtet er die Ableitungsstellen rechter Arm—linker Arm—Beine als gleichseitiges

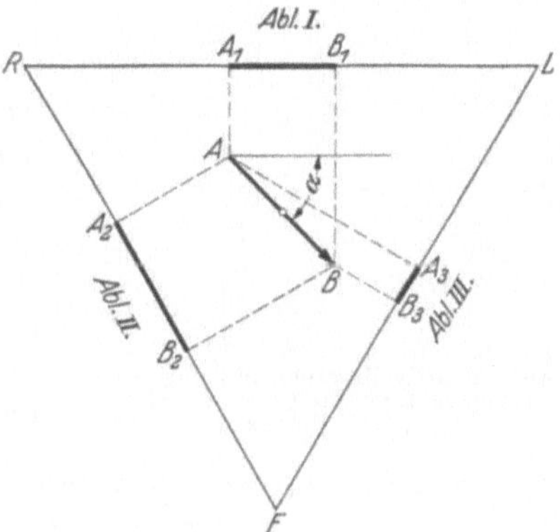

Abb. 1. Dreieckschema nach EINTHOVEN.

Dreieck und errechnet den jeweiligen Vektor auf eine Weise, die wir an der EINTHOVEN entnommenen Abb. 1 veranschaulichen wollen.

Das gleichseitige Dreieck RLF stelle die Ableitungsfigur rechter Arm—linker Arm—Füße dar. Im Mittelpunkt dieses gleichseitigen Dreieckes liege das Herz. In einem gegebenen Augenblick der Herztätigkeit entstehe aus allen augenblicklichen Spannungsdifferenzen der manifeste Vektor, dessen Größe A B sei, dessen Richtung durch den Winkel α zur Horizontalen bestimmt sei. Die in jeder Ableitung manifeste Potentialdifferenz stellt sich dar als Projektion des Vektors A B auf die betreffende Ableitungslinie: in Ableitung I als Spannung vor der Größe $A_1 B_1$ in der Ausschlagsrichtung von A_1 nach B_1, entsprechend in Ableitung II als Spannung $A_2 B_2$, in Ableitung III als Spannung $A_3 B_3$ in den Ausschlagsrichtungen von A_2 zu B_2 und von A_3 zu B_3.

Nach dieser Darstellung läßt sich nun umgekehrt *der Vektor konstruieren*, wenn die Potentialdifferenzen von nur zwei Ableitungen eines gegebenen Augenblickes bekannt sind: wenn etwa auf der Höhe der R-Zacke in Ableitung I eine Potentialdifferenz von der Größe $A_1 B_1$ verzeichnet wird, so hat man durch gleichzeitige Aufnahme der Ableitung III die synchrone Potentialdifferenz zu bestimmen (in diesem Falle $A_3 B_3$), hat beide Spannungen als Strecken auf zwei Schenkeln eines Winkels von 60° abzutragen, in den Endpunkten der Strecken Senkrechte zu errichten, um durch die Schnittpunkte dieser Senkrechten den Vektor A B zu erhalten.

1*

Indem man nun diese geometrische Konstruktion an *mehreren* Punkten eines Ekg in zwei Ableitungen durchführt, erhält man die zugehörigen Vektoren und damit einen Einblick in die Änderung des Vektors während eines Herzschlages.

WEBER (1) hat ein solches Beispiel gegeben und die errechneten Vektoren zur größeren Anschaulichkeit in das Orthodiagramm des betreffenden Menschen (eines herzgesunden Mannes) eingetragen (Abb. 2). Es handelt sich um die Vektoren, die der QRS- und T-Zacke der Ableitung II entsprechen. Die Größe der eingezeichneten Pfeile entspricht der Größe des manifesten Wertes, und zwar ist 1 cm Pfeillänge $= {}^1/_{10}$ Millivolt Spannung. Der Pfeilschwanz ist dem Schwerpunkt der Erregung zugekehrt, der Pfeil kommt also aus dem Erregungsgebiet heraus. Zur Zeit von Q ist der Vektor klein und kommt aus einem Erregungsgebiet, das rechts und basiswärts gelegen ist[1]. Der R-Vektor ist der größte, seine Spitze ist gegenüber Q nach rechts gewandert, der S-Vektor zeigt in die Gegend der Herzbasis.

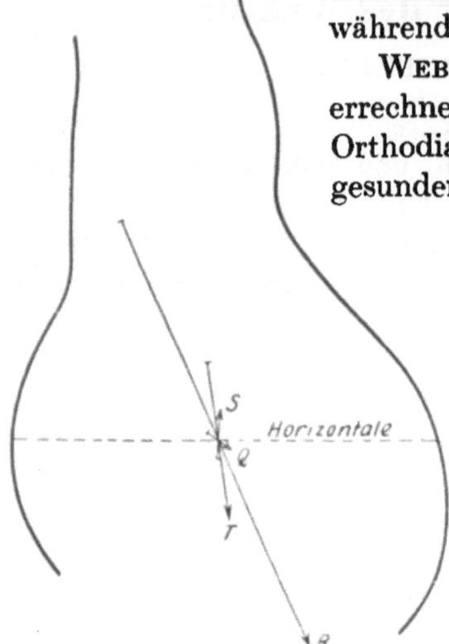

Abb. 2. Orthodiagramm mit eingezeichneten Vektoren für *Q, R, S* und *T*. (Nach WEBER.)

Einen genauen Einblick in die Änderung des Vektors während der QRS-Zacke des Ekg erhält man, wie WEBER (1) zeigte, wenn man alle $^1/_{250}$ Sekunden die Größe und Richtung der manifesten Spannung bestimmt und wie in Abb. 3 auf Millimeterpapier einträgt derart, daß auf der Abszisse die Zeit, auf der Ordinate der manifeste Wert angegeben wird, und die an der Spitze der Ordinaten angefügten Pfeile die *Richtung* des Vektors zeigen. Man erkennt, *daß der Vektor eine Drehung im Sinne des Uhrzeigers ausführt*, wenigstens bis zur Zeitmarke 1, von da ab bildet er in diesem Fall eine kleine Schleife vor der Wiedererreichung des Nullpunktes.

Die Darstellung der Größe und Richtung der resultierenden Potentialdifferenz nach dem Dreieckschema ist mehrfach zur Beantwortung klinischer Fragestellungen herangezogen worden. EINTHOVEN hat den *Einfluß der Atmung* auf den Winkel α studiert. Er fand, daß bei tiefer

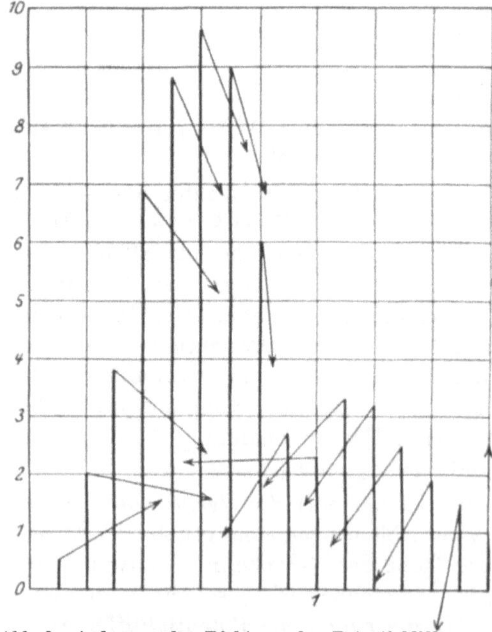

Abb. 3. Änderung der Richtung der Potentialdifferenz (Pfeile) während QRS. Ordinaten: Manifeste Werte der Potentialdifferenzen. (Nach WEBER.)

wortung klinischer Fragestellungen herangezogen worden. EINTHOVEN hat den *Einfluß der Atmung* auf den Winkel α studiert. Er fand, daß bei tiefer

---

[1] Rechts und links = rechte und linke Körperseite.

Einatmung der Winkel α zur Zeit der R-Zacke deutlich größer ist als bei Ausatmung, d. h. der Vektor für die R-Zacke ist im Inspirium mehr vertikal gerichtet als im Exspirium. Auch für den T-Vektor hat EINTHOVEN eine derartige Richtungsänderung gezeigt; auf seine Schlüsse aus der Größenänderung der resultierenden Potentialdifferenz gehe ich hier nicht ein. LEWIS hat in gleicher Weise den Vektorenverlauf bei Schenkelblock konstruiert.

MANN hat unseres Wissens zuerst den Vektorenverlauf dadurch in anschaulicher Weise dargestellt, daß er die *Vektoren von einem Nullpunkt* ausgehen ließ

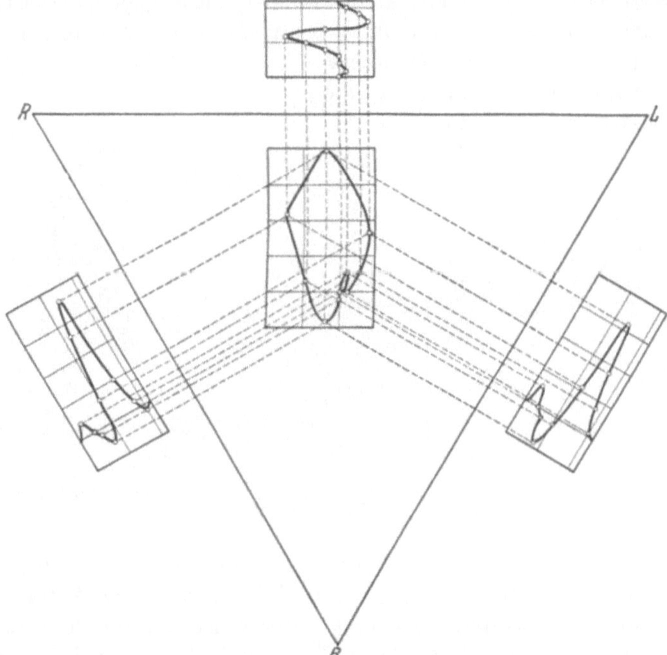

Abb. 4. Monokardiogramm nach MANN.

und ihre Endpunkte zu einer Kurve verband. Die Abb. 4 zeigt eine solche Darstellung von MANN. Man erkennt hier die *ellipsenähnliche Form* der Kurve, die er als „Monokardiogramm" bezeichnet. Da er aber die einzelnen Elektrokardiogramme in falscher Richtung an das gleichseitige Dreieck angelegt hat, muß man sich das resultierende Monokardiogramm richtigerweise im Spiegelbild und auf den Kopf gestellt denken. Dann ergibt sich die richtige Drehung des Vektors im Sinne des Uhrzeigers und der richtige Verlauf der Kurve der „QRS-Schleife" zuerst nach unten und dann nach oben über die S-Zacke der Ableitungen II und III zurück zum Nullpunkt. Auch die Elektrokardiogramme mit Linksüberwiegen und Rechtsüberwiegen wurden von MANN in seine Untersuchungen einbezogen.

Genauer hat sich BURGER mit dem Vektorenverlauf bei Überwiegungskurven befaßt. Er ermittelte insbesondere die Lageverhältnisse der „elektrischen Achsen" zu der anatomischen Herzachse. Dabei ergab sich unter anderem die sehr wesentliche Feststellung, daß bei *Hypertrophie der linken Herzkammer* das „Feld der elektrischen Achsen" für QRS vorwiegend links der anatomischen

Herzachse liegt und daß die elektrische Achse *entgegen dem Sinne des Uhrzeigers* rotiert, wie es Abb. 5a zeigt. Bei überwiegender *Hypertrophie der rechten* Herzkammer dagegen liegt das Feld der elektrischen Achsen rechts von der anatomischen Herzachse, der Vektor dreht sich *in Uhrzeigerrichtung* (Abb. 5b).

Von MANN und von BURGER ist schon daran gedacht worden, daß man durch eine *räumliche Darstellung* der Vektoren klarere Aufschlüsse erhalten müßte. Der Weg der „stereometrischen Elektrokardiographie" ist dann von SAVJALOFF begangen worden. Zur frontalen Ableitung benutzte er die Arme und ein Bein, zur horizontalen Ableitung setzt er kleine Elektroden in gleichem gegenseitigem Abstand auf den Thorax auf, nämlich zwei auf die Vorderfläche, die dritte auf die Wirbelsäule. Aus den so erhaltenen Elektrokardiogrammen errechnet er die Lage des Winkels α im Raum.

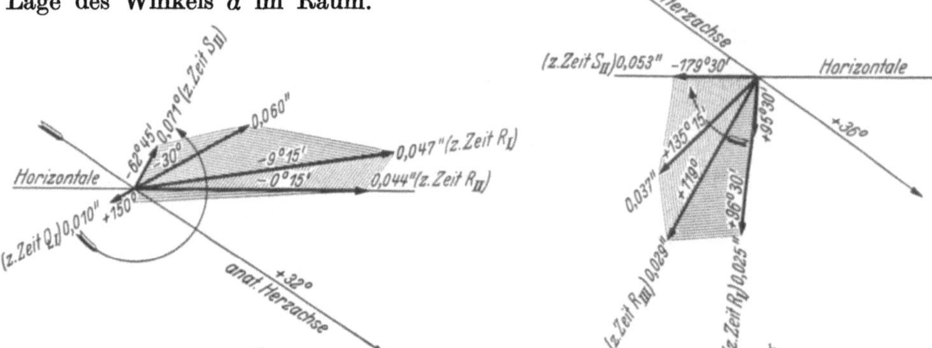

Abb. 5a und b. Feld der elektrischen Achsen nach BURGER. a bei Hypertrophie der linken Herzkammer. b bei Hypertrophie der rechten Herzkammer.

Diese kurze Übersicht zeigt, daß die konstruktive Darstellung des Herzvektors mehrfach vorgenommen worden ist und daß von einigen Autoren Anhaltspunkte über seine Größe und Richtung unter einigen klinisch wichtigen Bedingungen gewonnen worden sind. Es ist klar, daß diese Konstruktionen mühsam und zeitraubend sind. Das Verfahren führt auch deswegen nicht zu vollständigen Ergebnissen, weil man sich bei der Berechnung und vektoriellen Darstellung naturgemäß auf nur einige Punkte der Ekg beschränken mußte, wie sie z. B. in den Zackenspitzen der einzelnen Ableitungen gegeben sind. Die mit diesen Zackenspitzen synchronen Punkte einer anderen Ableitung mußten aufgesucht werden, dazu mußten die Elektrokardiogramme gleichzeitig geschrieben und genau ausgemessen werden. Um so höher wird man die Resultate bewerten, die in mühevoller Arbeit die Richtung und Drehung des Herzvektors bereits richtig darstellten. Für den regelmäßigen klinischen Gebrauch aber kann sich die konstruktive Darstellung nicht eignen.

B. Die Methode der Vektordiagraphie.

Die technische Aufgabe, den Vektor direkt zu registrieren, mußte sich dann lösen lassen, wenn ein Instrument zur Verfügung stand, auf das man mehrere Ableitungsspannungen *gleichzeitig* einwirken lassen konnte. Den Gedanken, hierzu das BRAUNsche Rohr zu verwenden, hat Dr. ing. HELLER gehabt, der mir 1934 die Möglichkeit einer solchen Registrierung auseinandersetzte. Wir bezeichneten die mit dem BRAUNschen Rohr erhaltene Figur, die das Vektorenfeld umschrieb, als *Vektordiagramm*. Zusammen mit Dr. SCHWINGEL und Dr. HERMANN haben wir dann die „*Vektordiagraphie*" in mehrjähriger Arbeit entwickelt.

Uns leitete die Absicht, eine Methode zu schaffen, die einen klinischen Fortschritt bedeutet. *Diesen Fortschritt sahen wir in einer räumlichen Darstellung des Vektordiagramms* nach einer Methode, die klinisch leicht im täglichen Gebrauch anwendbar und dabei möglichst exakt ist. In den folgenden Abschnitten soll die Methode der Vektordiagraphie entwickelt, ihre Begründung gegeben und schließlich der Siemens-Vektordiagraph beschrieben werden.

I. Entwicklung der Methode.

1. Ableitung des Vektordiagramms aus einer Frontalebene.

Im Herzen entstehe in einem gegebenen Augenblick eine Potentialdifferenz, deren Richtung und Größe durch den starken Pfeil a der Abb. 6 dargestellt sei. Werden die Plättchenelektroden 1 und 0 so an den Thorax angelegt, daß sie gleichen Abstand vom Vektor a haben, und werden

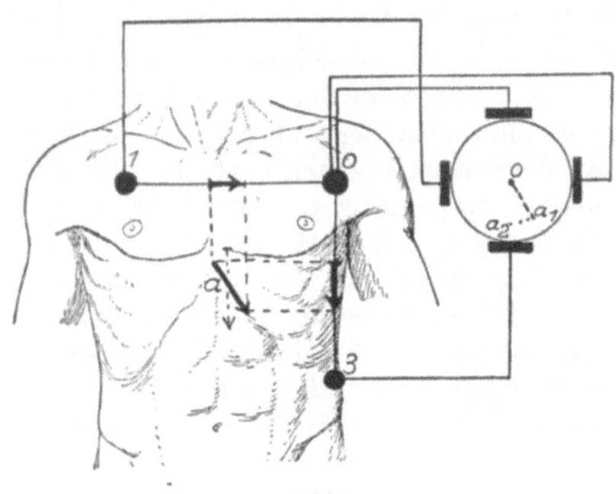

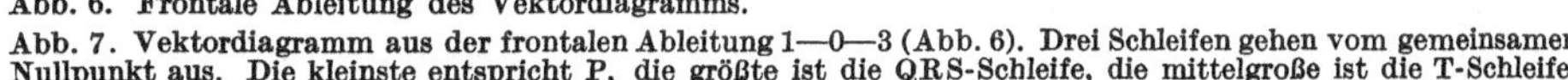

Abb. 6.   Abb. 7.

Abb. 6. Frontale Ableitung des Vektordiagramms.

Abb. 7. Vektordiagramm aus der frontalen Ableitung 1—0—3 (Abb. 6). Drei Schleifen gehen vom gemeinsamen Nullpunkt aus. Die kleinste entspricht P, die größte ist die QRS-Schleife, die mittelgroße ist die T-Schleife.

die Elektroden mit dem waagerechten Plattenpaar des BRAUNschen Rohres verbunden, so erfährt dessen Lichtpunkt eine Ablenkung in waagerechter Richtung von rechts nach links *(unter rechts und links ist stets rechte und linke Körperseite gemeint!)*. Der Betrag dieser Ablenkung entspricht der Projektion des Vektors a auf die Ableitungslinie 1—0, also dem auf dieser Ableitungslinie eingezeichneten Pfeil. Werden an den Thorax die Elektroden 0 und 3, ebenfalls symmetrisch zum Vektor a, angelegt, und diese mit dem senkrechten Plattenpaar verbunden, so wird der Lichtpunkt senkrecht nach unten abgelenkt um einen Betrag, der dem Pfeil auf der Ableitungslinie 0—3 entspricht.

Werden nun die Elektroden 1—0—3 in der Abb. 6 dargestellten Weise gleichzeitig mit den zugehörigen Plattenpaaren des BRAUNschen Rohres verbunden, so wird der Lichtstrahl vom Zentrum 0 des BRAUNschen Rohres nach dem Punkte a_1 geworfen.

Es ist oben dargelegt, daß der Herzvektor während der Ekg-Zackengruppe QRS eine Drehung ausführt. Der Lichtpunkt des BRAUNschen Rohres macht diese Drehung mit. Dreht sich der Vektor z. B. so, daß er jetzt senkrecht nach unten zeigt, wie es der gestrichelte Pfeil darstellt, so läuft der Lichtpunkt vom Punkte a$_1$ zum Punkte a$_2$.

Die Aufnahme geschieht nicht auf laufendem Film wie bei den Elektrokardiogrammen, sondern *auf stehendem Film*.

Ein auf diese Weise erhaltenes *frontales Vektordiagramm* ist in Abb. 7 dargestellt. Eine Gerade, die vom Nullpunkt zu einem Punkte des Vektordiagramms gedacht wird, stellt somit den in diesem Augenblick manifesten Vektor dar.

Die große Schleife der Abb. 7 entspricht der Ekg-Zackengruppe QRS *(QRS-Schleife)*. Sie dreht in Uhrzeigerrichtung. Die mittelgroße, nach links unten gerichtete Schleife ist die *T-Schleife*. Auch die P-Schleife ist in dieser Abbildung gut zu erkennen als kleine, nach unten gerichtete Schleife. Bei vielen Menschen ist sie nicht deutlich, sondern geht wegen ihrer Kleinheit im Lichthof des Nullpunktes oder in der T-Schleife unter.

2. Beziehungen zwischen Vektordiagramm und seinen Komponenten-Elektrokardiogrammen; Bestimmung der Umlaufrichtung.

Jedes Vektordiagramm, das nach dieser Methode in einer Ebene auf stehendem Film aufgenommen ist, setzt sich in sehr einfacher Weise aus zwei Komponenten zusammen, die zueinander senkrecht stehen. Wir schreiben diese Komponenten noch jede für sich besonders als „Komponenten-Elektrokardiogramme" *(Ko-Ekg)* auf laufendem Film, und zwar aus zwei Gründen: einmal, um eine Kontrolle für die Richtigkeit des resultierenden Vektordiagramms zu haben, zweitens, um den Umlaufsinn der QRS-Schleife zu bestimmen. *Man tut gut, sich die einfachen Beziehungen zwischen Vektordiagramm und seinen beiden Ko-Ekg an einer Anzahl von Fällen genau klarzumachen.*

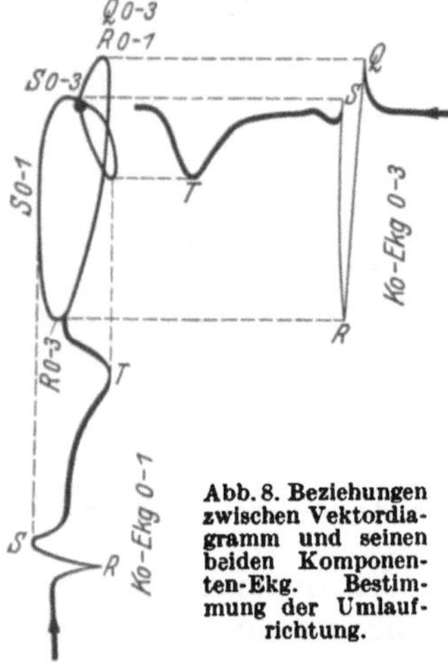

Abb. 8. Beziehungen zwischen Vektordiagramm und seinen beiden Komponenten-Ekg. Bestimmung der Umlaufrichtung.

Mit der Abb. 8 gebe ich ein ausführliches zu erklärendes Beispiel. Es handelt sich um ein Vektordiagramm in der Frontalebene, Aufnahmen mit Elektroden 1—0—3 (Abb. 6). Die Ko-Ekg werden gesondert in Ableitung 0—3 und in Ableitung 0—1 geschrieben und in der in Abb. 8 gezeigten Weise neben und unter das Vektordiagramm gelegt. Die Laufrichtung der Ekg ist durch Pfeile angegeben. Das Ko-Ekg 0—3 steht also, gegenüber der für Ableitung III üblichen Schreibung, auf dem Kopf, das Ko-Ekg 0—1 wird (lediglich aus Gründen bequemerer Schaltung) spiegelbildlich zu der üblichen Schaltung aufgenommen. Die P-Zacke ist in Abb. 8 fortgelassen.

Man betrachte zuerst die Beziehungen zwischen Vektordiagramm und seinem *vertikalen Ko-Ekg 0—3*. Die Q-Zacke entspricht dem Q-Vektor, der nach der linken Körperseite und nach oben gerichtet ist. Der tiefste Punkt des Vektordiagramms entspricht der Zacke R 0—3. Die S-Zacke 0—3 erhebt sich nur wenig über die Nullinie, dementsprechend liegt der S-Anteil des Vektordiagramms nur wenig über dem Nullpunkt. Die im Ko-Ekg nach der S-Zacke noch erkennbare kleine Ausbuchtung ist im Vektordiagramm nicht zu sehen, sie geht im Nullpunkt und im Anfang der T-Schleife unter.

Aus dieser Betrachtung hat sich bereits der *Umlaufsinn der QRS-Schleife* und die einfache Art seiner Bestimmung ergeben: die erste Zacke des Ko-Ekg Q 0—3 ist die höchste, demgemäß ist der höchste Punkt des Vektordiagramms der Q-Zacke zugehörig: die QRS-Schleife dreht sich im Sinne des Uhrzeigers.

Aus der Lotung von *Ko-Ekg 0—1* auf das Vektordiagramm ergibt sich: Die Zacke R 0—1 entspricht dem am weitesten nach links vorspringenden Anteil des Vektordiagramms, das ist der Bogen, der auch Q 0—3 entspricht; diese Anteile R 0—1 und Q 0—3 fallen also zeitlich fast zusammen. Auf der rechten Seite des Vektordiagramms findet sich dagegen kein „Punkt", der am weitesten vorspringt, der Aufstieg des Vektordiagramms erfolgt vielmehr in der mit S 0—1 bezeichneten Strecke nahezu senkrecht; dementsprechend bildet im Ko-Ekg 0—1 S keine scharfe Zacke, sondern einen stumpfen und etwas verdickten Knick. Der kleine Bogen im Vektordiagramm, der zu S 0—3 gehört, entspricht im Ko-Ekg 0—1 bereits dem vom S-Knick zur Nullinie zurücklaufenden Teil.

Alles, was in den Ko-Ekg auf der Nullinie liegt, liegt im Vektordiagramm im Nullpunkt.

Die T-Schleife ist in gleicher Weise leicht zuzuordnen. Da sie weiter nach links vorspringt als die QRS-Schleife, ist die T-Zacke im Ko-Ekg 0—1 höher als die R-Zacke.

Die Abb. 8 ist eine Nachzeichnung der Abb. 37, wobei die Ko-Ekg auf die zugehörige Größe gebracht worden sind. Ich möchte gleich bemerken, daß wir bei der klinischen Verwendung die Vektordiagramme nacheinander in geringerer und größerer Verstärkung aufnehmen, um auf den letzteren Bildern manche Einzelheiten der „Mitte" besser zu erkennen, während wir die Ko-Ekg nur in *einer* Verstärkung schreiben. Daher haben in vielen Abbildungen des klinischen Teiles die Ko-Ekg nicht die zu den Vektordiagrammen genau passende Größe. Das ist auch nicht nötig, da man die zugehörigen Teile ohne weiteres erkennt, sobald man sich die Verhältnisse einmal an der Abb. 8 klargemacht hat.

3. Räumliche Darstellung des Vektordiagramms durch Ableitung aus zwei senkrecht zueinander stehenden Ebenen.

Um eine räumliche Darstellung des Vektordiagramms zu erhalten, muss man außer der Aufnahme in einer Frontalebene noch eine zweite in einer senkrecht dazu stehenden anfertigen. Wir wählten die *Sagittalebene*, nämlich die Ableitung durch die Elektroden 2—0—3 der Abb. 9.

Die Abb. 9 zeigt schematisch die Übertragung über die drei Verstärker auf die zwei BRAUNschen Rohre R_1 und R_2 bei der räumlichen Darstellung. Die Potentialdifferenzen aus der Ableitung 0—3, die der frontalen und der sagittalen Ableitung gemeinsam ist, werden den senkrecht stehenden Plattenpaaren P_3 und P_4 der beiden Rohre zugeleitet. Die waagerechte Ableitung 1—0 der Frontalableitung wird dem waagerechten Plattenpaar P_1 des Rohres R_1, die waagerechte Ableitung 2—0 der Sagittalableitung wird dem waagerechten Plattenpaar P_2 des Rohres R_2 zugeleitet. Vor den Rohren liegt eine Aufnahmekassette mit den beiden Objektiven L_1 und L_2. Ein gemeinsamer Veschluß erlaubt die gleichzeitige

Aufnahme mit beiden Rohren auf zwei Filmstellen. Näheres über die Apparatur s. Kap. B III, S. 30.

Ebenso wie bei der frontalen Aufnahme wird auch bei der sagittalen ein Vergleich des Vektordiagramms mit dem Ko-Ekg vorgenommen. Das senkrechte

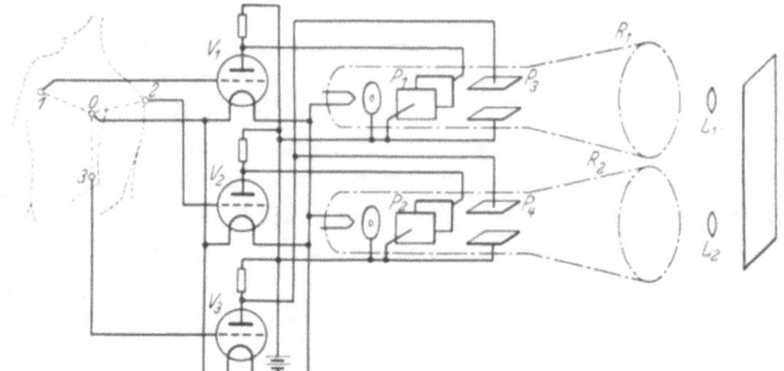

Abb. 9. Räumliche Darstellung des Vektordiagramms durch Ableitung aus einer Frontalebene 1—0—3 und einer Sagittalebene 2—0—3. Übertragung auf die beiden Braunschen Rohre.

Ko-Ekg 0—3 ist dasselbe wie für die frontale Aufnahme und gilt auch für die sagittale. Das Ko-Ekg 0—2 wird neu geschrieben. Es ist nach dem schon oben Gesagten unnötig, den Vergleich weiter durchzuführen.

Das frontale und das sagittale Vektordiagramm bestimmen eindeutig den räumlichen Verlauf und lassen sich zu einem räumlichem Vektordiagramm zusammensetzen. Dies soll Abb. 10 veranschaulichen.

Wir sind in der ersten Zeit der Entwicklung der klinischen Methode so vorgegangen, daß wir von den frontalen und den sagittalen Aufnahmen Vergrößerungen etwa auf das Zehnfache hergestellt haben, diese Vergrößerungen in der in Abb. 10 gezeigten Weise rechtwinklig zueinander gestellt und danach ein räumliches Modell aus dünnem Draht konstruiert haben. Die Betrachtung der Umrisse des Drahtmodelles von vorne ergibt dann das frontale Vektordiagramm, die Betrachtung der Umrisse des Drahtmodelles von

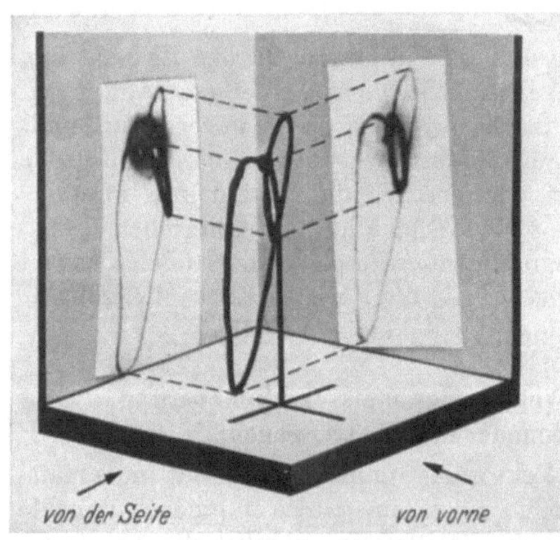

Abb. 10. Zusammensetzung des frontalen und sagittalen Vektordiagramms zu einem räumlichen Vektordiagramm im Drahtmodell. Bei der Betrachtung des Drahtmodells von vorne ergeben sich die Umrisse des frontalen Vektordiagramms, bei der Betrachtung des Drahtmodells von der rechten Körperseite her ergeben sich die Umrisse des sagittalen Vektordiagramms.

der rechten (Körper-) Seite her ergibt das sagittale Vektordiagramm. Solche Drahtmodelle habe ich auf dem Wiesbadener Kongreß 1936 vorgeführt. *An ihnen haben wir die Kennzeichen von normalen und von pathologischen Vektordiagrammen gut erlernen können. Diese Kennzeichen ließen sich dann auf die unten zu schildernden stereoskopischen Aufnahmen anwenden.*

Für denjenigen, der sich in die Methode der Vektordiagraphie einarbeiten will, ist es empfehlenswert, zunächst eine Anzahl solcher Drahtmodelle herzustellen. Man lernt dann sehr bald, sich bei Betrachtung der frontalen und der sagittalen Aufnahme das räumliche Vektordiagramm schon *gedanklich* zu konstruieren. Das ist eine zweckmäßige, ja notwendige Kontrolle der sogleich zu beschreibenden stereoskopischen Darstellung.

Bei einer Anzahl Gesunder und Kranker haben wir eine Kontrolle der räumlichen Darstellung noch dadurch vorgenommen, daß wir außer den frontalen und sagittalen noch *horizontale* Vektordiagramme angefertigt haben. Sie wurden mit den Elektroden 2—0—1 der Abb. 9 geschrieben, wobei die Ableitung 2—0 dem einen, die Ableitung 1—0 dem anderen Plattenpaar desselben BRAUNschen Rohres zugeleitet wurden. Es ergab sich eine gute Übereinstimmung: das räumliche Vektordiagramm (= Drahtmodell) war das gleiche, ob wir es aus der frontalen und sagittalen oder der frontalen und horizontalen oder der sagittalen und horizontalen Ableitung zusammensetzten.

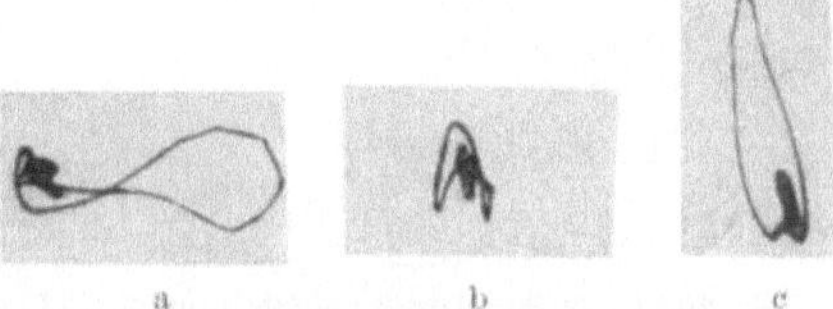

Abb. 11 a—c. Vektordiagramm einer Querlage.
a frontale Ableitung. b sagittale Ableitung.
c horizontale Ableitung.

Als Beispiel gebe ich die Abb. 11 a—c einer „Querlage". Abb. 11 a frontale Ableitung: das räumliche Vektordiagramm wird von vorn betrachtet; Abb. 11 b sagittale Ableitung: das räumliche Vektordiagramm wird von der rechten Körperseite her betrachtet; Abb. 11 c horizontale Ableitung: das räumliche Vektordiagramm wird von oben und von der rechten Körperseite her betrachtet. Das Zusammenfallen der räumlichen Koordinaten bei allen drei Ableitungen spricht für die Güte der Methodik.

4. Stereoskopische Darstellung des Vektordiagramms.

Die im vorstehenden geschilderte Aufnahme der Vektordiagramme aus einer Frontal- und einer Sagittalebene und ihre Zusammensetzung zu einem räumlichen Vektordiagramm bildet die Grundlage unserer klinischen Vektordiagraphie. Indes ist die Herstellung von Drahtmodellen zeitraubend und daher für den täglichen klinischen Gebrauch nicht geeignet. Die rein gedankliche Konstruktion des räumlichen Verlaufs aus den nebeneinander betrachteten frontalen und sagittalen Aufnahmen ist nicht immer sicher genug und auch nicht anschaulich. Daher sind wir zur stereoskopischen Darstellung übergegangen und haben hier nach einem Verfahren gesucht, das ein *stereoskopisch zutreffendes Bild* vermittelt, also den gleichen räumlichen Verlauf zeigt, wie das aus zwei senkrecht zueinander stehenden Ebenen gewonnene Drahtmodell. Wir fanden es in einer Ableitungsart, die wir 1936 auf dem Wiesbadener Kongreß zuerst gezeigt haben, und die wir nach unseren seither gemachten Erfahrungen als die für den täglichen klinischen Gebrauch geeignete Methode bezeichnen müssen.

Die Abb. 12a zeigt schematisch die bisher beschriebene Ableitung aus einer Frontalebene und einer Sagittalebene zur räumlichen Darstellung. Der gleichschenklige dreieckige Körper rechter Arm—linker Arm—linkes Bein mag die übliche Ableitung von den Extremitäten veranschaulichen. Das rechtwinklige Dreieck 1—0—3 zeigt die Ableitung des Vektordiagramms aus der Frontalebene, das rechtwinklige Dreieck 2—0—3 zeigt die sagittale Ableitung. Diese beiden Vektordiagramme aber lassen sich im stereoskopischen Bild nicht zur Deckung bringen, sie zeigen zu große Unterschiede.

Dies ist dagegen möglich, wenn man — wie Abb. 12 b zeigt — den Winkel zwischen den beiden Ebenen dadurch verkleinert, daß man die sagittale Ableitungsebene um die Achse 0—3 nach vorne dreht. Die Ableitungselektrode 2 wird dann auf den Rücken hinter die Elektrode 1 gelegt und wird damit zur

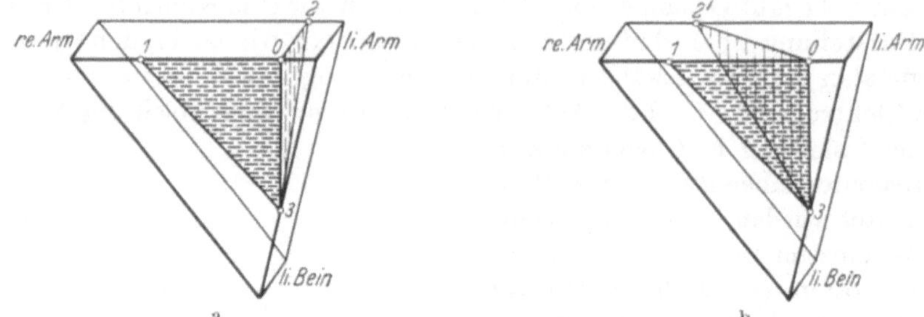

Abb. 12 a und b. Schematische Darstellung der Ableitungen. a Ableitung aus der Frontalebene 1—0—3 und der Sagittalebene 2—0—3 zur Herstellung von Drahtmodellen. b *Klinische Methode:* Ableitung aus der Frontalebene 1—0—3 und der Diagonalebene 2'—0—3 zur *stereoskopischen Darstellung.*

Elektrode 2'. Die Ebene 2'—0—3 will ich als *diagonale Ebene* bezeichnen. *Wenn man die beiden nach Abb. 12 b aufgenommenen Vektordiagramme durch ein Stereoskop betrachtet,* indem das frontale Vektordiagramm aus 1—0—3 vor dem rechten das diagonale Vektordiagramm aus 2'—0—3 vor dem linken Auge liegt, *so ergibt sich ein stereoskopisches Bild.* Und das Entscheidende ist dies: *das so gewonnene stereoskopische Bild entspricht in seinem räumlichen Verlauf dem Drahtmodell,*

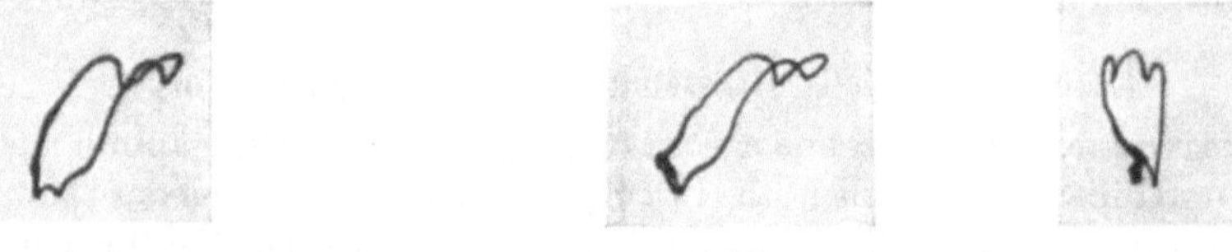

Abb. 13 a—c. Stereoskopische Darstellung des Vektordiagramms. a Diagonales Vektordiagramm (2'—0—3). b Frontales Vektordiagramm (1—0—3). *Diese beiden Vektordiagramme müssen zusammen durch ein Stereoskop betrachtet werden!* c Sagittales Vektordiagramm (2—0—3) zur Kontrolle.

das wir aus den Aufnahmen in zwei senkrecht zueinander stehenden Ebenen nach Art der Abb. 10 herstellen. Wir sehen im stereoskopischen Bild dieses Drahtmodell in seinen räumlichen Koordinaten von vorne. Und wenn man sich bei der Betrachtung dieses stereoskopischen Bildes gedanklich die sagittale Projektion dieses Bildes vorstellt, so entspricht sie dem sagittal aufgenommenen Vektordiagramm.

Ein erstes Beispiel für die Übereinstimmung gebe ich in der stereoskopisch plastischen Abb. 13, die gleichzeitig zur Gewöhnung an das stereoskopische Sehen dienen soll, das erfahrungsgemäß von verschiedenen Personen verschieden schnell erlernt wird. Es handelt sich um ein pathologisches Vektordiagramm, nämlich um einen Linkstyp mit Störung der intraventrikulären Erregungsausbreitung. Die beiden linken, durch einen Abstand von 5 cm getrennten Vektordiagramme müssen *durch ein Stereoskop* betrachtet werden. Sie sind nach Art der Abb. 12 b gewonnen; vor dem linken Auge liegt also das diagonale, vor dem rechten Auge das frontale

Vektordiagramm. Das auf der Abbildung ganz rechts stehende Vektordiagramm stellt die sagittale Aufnahme 2—0—3 dar, also die Seitenansicht zur Kontrolle.

Das Vektordiagramm der Abb. 13 läuft, frontal gesehen, entgegen der Uhrzeigerrichtung (die Ko-Ekg, die das dartun, sind hier nicht abgebildet). Man erkennt im stereoskopischen Bild deutlich, daß der nach unten gerichtete Anfang der QRS-Schleife ziemlich scharf nach vorn tritt und daß der aufwärts steigende Teil des Vektordiagramms vorne liegt. Was nun aber in frontaler Projektion als achtförmige Doppelschleife erscheint, stellt sich in stereoskopischer Ansicht als drei nach hinten tretende Bögen dar. Dann wendet sich das Vektordiagramm nach unten und kehrt von hinten zum Nullpunkt zurück. Die T-Schleife liegt nicht innerhalb der QRS-Schleife, sondern ist nach unten „herausgeklappt".

Betrachtet man nun das in der Abbildung rechts stehende sagittale Vektordiagramm, so muß man sich gedanklich vorstellen, daß man den Patienten und damit das stereoskopische Vektordiagramm von der rechten Seite her ansieht. Was also auf der rechten *Bild*seite liegt, ist nach der vorderen Thoraxwand zu gerichtet, was auf der linken *Bild*seite liegt, ist nach dem Rücken zu gerichtet. Auch in diesem sagittal gesehenen Vektordiagramm ist der Umlaufsinn dem Uhrzeiger entgegengesetzt: der Kurvenlauf tritt also vom Nullpunkt aus nach vorn und unten, dann steil empor, bildet drei Bögen nach hinten zu und kehrt von oben und hinten her zum Nullpunkt zurück. Die T-Schleife ist aus der QRS-Schleife nach unten herausgeklappt.

Es besteht also Übereinstimmung zwischen der stereoskopischen Darstellung und einem Drahtmodell, das man aus den Vektordiagrammen der frontalen und der sagittalen Ableitung anfertigen würde.

Für eine richtige stereoskopische Darstellung ist nun freilich etwas unerläßlich: *daß man mit zwei Rohren arbeitet, um die Aufnahmen aus den beiden Ebenen gleichzeitig machen zu können.* Es genügt nämlich nicht, wenn man mit einem Rohr zuerst aus der einen und dann aus der anderen Ebene ableitet. Denn wie ich weiter unten noch näher ausführen werde, sind nacheinander aufgenommene Vektordiagramme eines Menschen nicht photographisch gleich, sondern zeigen Unterschiede im Verlauf, die an und für sich unerheblich und klinisch völlig bedeutungslos sind, die aber natürlich das *stereoskopische* Bild stark entstellen müssen. Denn ein stereoskopischer Effekt fehlt nur dann, wenn die beiden Bilder photographisch getreu sind. Diese kleinen Unterschiede der Vektordiagramme sind durch die Änderung des Zwerchfellstandes, selbst bei ruhiger Atmung, bedingt.

Schon wenn man mehrere Vektordiagramme aus *einer* Ebene *nacheinander* aufnimmt und paarweise im Stereoskop betrachtet, ergeben sich wegen der kleinen Unterschiede verschiedene stereoskopische Eindrücke, die aber sämtlich „Pseudoeffekte" sind, da die Bilder ja aus *einer* Ebene aufgenommen sind und daher einen wahren stereoskopischen Eindruck gar nicht vermitteln können. Wie erheblich diese Pseudoeffekte sein können, zeigt die Abb. 14a und b, welche die Vektordiagramme zweier Patienten bei ruhiger Atmung wiedergibt, die nacheinander in der *gleichen Ableitung* erhalten sind! Es handelt sich um frontale Ableitungen der Abb. 39 und 43, die hier zur stereoskopischen Betrachtung nebeneinander gestellt sind.

Somit ist gleichzeitige Aufnahme mit zwei Rohren notwendig, um stereoskopische Fehldarstellungen infolge Atemverschiebung zu vermeiden.

Andererseits kann man die stereoskopische Betrachtung zur Prüfung benutzen, ob die beiden Rohre in beiden Koordinaten richtig schreiben. Wenn das nämlich der Fall ist, so müssen zwei Aufnahmen aus *einer* Ebene, die man *gleichzeitig beiden* Rohren zuleitet, photographisch getreu übereinstimmen. Den Beweis dieser Übereinstimmung erhält man dadurch, daß die beiden Bilder zusammen keinen stereoskopischen Effekt ergeben dürfen. Trotzdem an unserer Apparatur eine Eichungsmöglichkeit angebracht ist, verwenden wir diese Prüfung zur Kontrolle.

Über die empirische Begründung der stereoskopischen Methode und über richtige und fehlerhafte stereoskopische Darstellung werde ich mich noch im Kap. B II 3 b, S. 26, äußern.

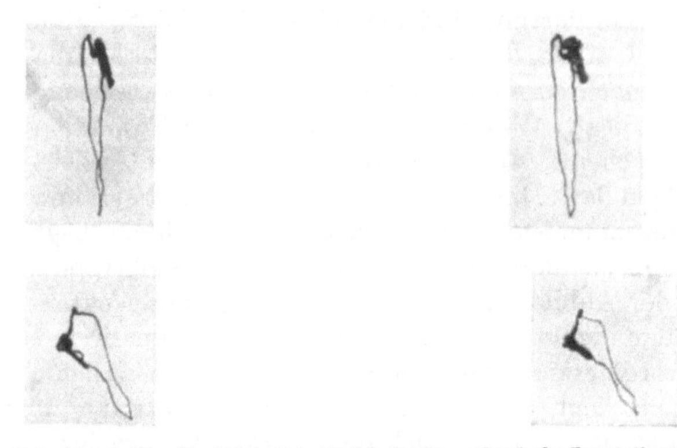

Abb. 14 a und b. Zwei Beispiele für falsche stereoskopische Darstellung *(pseudostereoskopischer Effekt)*. Die Vektordiagramme der Patienten a (obere Reihe) und b (untere Reihe) sind in der *gleichen* (frontalen) Ableitung aufgenommen. Sie ergeben einen stereoskopischen Effekt, weil sie *nacheinander* anstatt gleichzeitig aufgenommen sind. Die Abbildungen a sind die frontalen Ableitungen der Abb. 39d und e, die Abbildungen b sind die frontalen Ableitungen der Abb. 43b und c.

II. Zur klinischen und physikalischen Begründung der Methode.

Im vorstehenden habe ich geschildert, wie wir die Methode entwickelt haben, um dem *Grundgedanken* gerecht zu werden, der nach unserer Meinung den hauptsächlichen *klinischen Fortschritt* bedeutet: dem Gedanken der räumlich-stereoskopischen Darstellung des Vektordiagramms in so exakter Weise, wie das am menschlichen Körper möglich ist.

Indem wir uns nicht damit begnügen wollten, die Extremitäten-Ekg in den klassischen EINTHOVENschen Ableitungen zu vektorieller Darstellung zu bringen, können wir uns auf die elektrokardiographische Literatur der letzten Jahre berufen. Immer deutlicher trat hier nämlich das Bestreben hervor, die Extremitätenableitungen durch thorakale Ableitungen zu ergänzen, nicht nur durch lokale Ableitung vom Herzen, durch „Partial-Ekg", sondern gerade auch durch Ableitung von Brust und Rücken. In diesen Versuchen kann man einen Ausdruck des Bestrebens sehen, das Ekg auch in einer anderen Ebene, nämlich der Sagittalebene abzuleiten, um dadurch Aufschlüsse zu erhalten, die die „frontale" Ableitung allein nicht vermittelt. Ich möchte zwar nicht so weit gehen wie TRENDELENBURG, der geradezu sagt: „Die Grenzen der Leistungsfähigkeit der EINTHOVENschen Methoden sind allerdings erreicht." Denn bei weiterem Studium der Erregungsform des Herzens, d. h. des einphasischen Aktionsstromes, wird uns das Extremitäten-Ekg als Ausdruck der *Funktion* noch viel zu sagen haben. Aber gerade für das Vektordiagramm, das keine zeitlichen Abläufe in der Herzaktion wiedergeben kann, war die scharfe Herausarbeitung des *Räumlichen* und damit *allein Anschaulichen* als besonders wichtige Aufgabe gegeben. Diese haben wir bei der Entwicklung der Methode nie aus dem Auge verloren.

Es ist daher nicht überflüssig, zu bemerken, daß nicht etwa der Physiker Dr. HELLER uns einen bereits durchkonstruierten Apparat lieferte, aus dem wir dann erst klinisch das Bestmöglichste herauszuholen trachteten. Vielmehr erfolgte die ganze Entwicklung der Methodik schrittweise *je nach den erhaltenen klinischen Resultaten* in einer Gemeinschaftsarbeit, in welcher naturgemäß vom Kliniker die Richtlinien angegeben werden mußten. Erwies sich ein Weg als nicht so aussichtsreich, so wurde ein anderer eingeschlagen. *Klinische Notwendigkeiten und physikalische Gegebenheiten mußten dabei gegeneinander abgewogen werden.* Und wenn wir uns somit von der Extremitätenableitung als klinischer Methode der Vektordiagraphie abgewandt haben, vielmehr eine thorakale Ableitung mit Übertragung auf senkrecht zueinanderstehende Plattenpaare entwickelt haben, so geschah das, weil die Ergebnisse, die wir fortlaufend aufzuweisen hatten, uns gerade diesen Weg als besonders aussichtsreich und zuverlässig vorschrieben.

1. Thorakale Ableitung und Extremitätenableitung.

Es ist zwar für einen elektrokardiographisch tätigen Kliniker, ich möchte sagen selbstverständlich, daß er sich zunächst um eine Extremitätenvektordiagraphie bemüht. Auch wir haben das getan. Es ist auch gar keine Frage, daß die Extremitäten ausgezeichnete Ableitungsstellen deswegen abgeben, weil ihre Lage zum Thorax festgelegt ist, während man bei thorakaler Ableitung größere Sorgfalt auf das Aufsuchen von Ableitungsstellen verwenden muß. Allein immer wieder kamen wir auf die Tatsache, daß bei der Verwendung der Extremitätenableitung eine exakte räumliche Darstellung kaum möglich ist, daß gar eine stereoskopische Darstellung auf ihre Richtigkeit in jedem einzelnen Falle überhaupt nicht nachgeprüft werden kann.

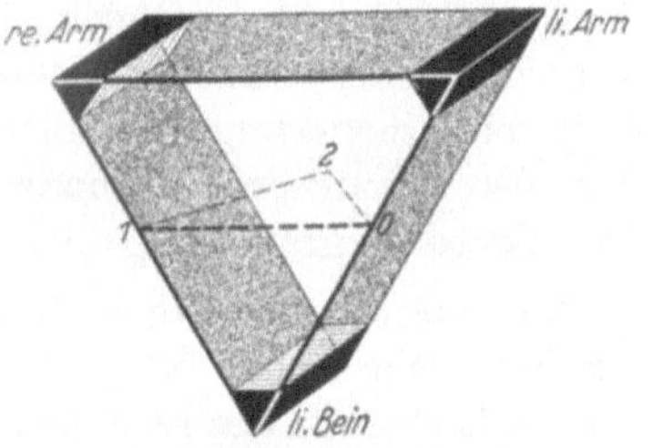

Die Gründe dafür sind folgende.

Nach dem EINTHOVENschen Dreiecksschema kann man annehmen, daß sich die Ausschläge

Abb. 15. Schematische Darstellung der Extremitätenableitung. Die Ansätze der Extremitäten am Rumpf stellen große Flächen dar, die Extremitätenableitung ist daher keine „frontale" Ableitung, sondern enthält auch alle sagittalen Projektionen.

der Extremitätenableitungen *physikalisch* so verhalten, als wenn sie Projektionen des Herzvektors auf eine Frontalebene sind. Aber das bedeutet nicht, daß die *Ableitungen selbst* aus einer *Ebene* erfolgen. Wenn unter Beziehung auf das Dreiecksschema von einem „Ableitungsdreieck" gesprochen wird, so halten wir das für einen Trugschluß: es handelt sich um keine Ableitung*sebene*, sondern um einen Ableitung*skörper*.

Abb. 15 zeigt das schematisch. Der gleichschenklige Körper rechter Arm—linker Arm—Bein soll den Rumpf darstellen. Als Elektroden wirken die Ecken dieses Körpers, d. h. die Ansätze der Extremitäten. Diese aber sind *seitliche Flächen* und leiten daher nicht aus einer Frontalebene, sondern aus *vielen hintereinander liegenden Frontalebenen des Thorax gleichzeitig ab. Somit sind in der Extremitätenableitung auch alle sagittalen Projektionen enthalten.*

Wenn man daher zur räumlichen Darstellung als zweite Ebene eine sagittale Ebene benutzen würde, so würde eine Darstellung zustande kommen, die wir nicht als exakt bezeichnen können, eben weil schon in der einen „Ebene" der Extremitätenableitung sagittale Projektionen enthalten sind. Eher ließe sich als zweite Ebene die Horizontalebene 1—2—0 der Abb. 15 benutzen. Aber auch in diesem Falle war keine saubere Darstellung zu erwarten. Es kam hier noch hinzu, daß die apparative Anordnung dadurch unnötig kompliziert werden mußte, daß man kein gemeinsames Plattenpaar für beide Ableitungen verwenden konnte. Das ist vielmehr nur bei thorakaler rechtwinkliger Ableitung möglich, wo die Ableitung 0—3 beiden Ableitungsebenen gemeinsam ist.

Demgegenüber geht aus unserer *Abb. 12a* hervor, daß wir wirklich aus zwei *Ebenen* ableiten, die zueinander senkrecht stehen, also sozusagen die Extremitätenableitung in ihre frontale und sagittale Komponente zerlegen.

Die Schwierigkeiten für eine exakte Darstellung mußten noch größer werden, sobald es sich um die Erzeugung von stereoskopischen Bildern handelte, auf die wir im Interesse eines einfachen klinischen Gebrauches der Methode nicht verzichten konnten. Ein stereoskopisches Bild erhält man dadurch, daß man für das zweite Bild eine Ebene wählt, die in einem kleinen Winkel zu der ersten steht. Bei thorakaler Ableitung geschieht das, wie schon ausgeführt, in einfacher Weise dadurch, daß die Drehung um die Achse 0—3 geschieht und die zweite Aufnahme in der diagonalen Ebene 2′—0—3 gemacht wird (Abb. 12b). Daß das dann erhaltene stereoskopische Bild richtig ist, geht, wie ebenfalls schon erwähnt, aus dem Vergleich mit der Sagittalaufnahme 2—0—3 hervor. Diese Kontrolle jeder einzelnen stereoskopischen Darstellung halten wir für nötig, sie ist eine Sicherung. Die Sicherheit der vektordiagraphischen Diagnose ergibt sich also bei unserer Methode in sehr einfacher Weise durch Anfertigung von drei Vektordiagrammen, dem frontalen, diagonalen und sagittalen.

Nun kann man auch bei Extremitätenableitung stereoskopische Bilder erhalten. Wir haben das z. B. so gemacht (SCHELLONG und SCHWINGEL), daß wir die Elektrode des rechten Armes teilten, derart, daß wir sie für die eine Aufnahme unter das Schlüsselbein, für die andere Aufnahme auf den Rücken legten (entsprechend Elektrode 1 und 2′ der Abb. 12b), während die beiden anderen Elektroden für beide Aufnahmen vom linken Arm und linken Bein gebildet wurden. Wir haben auch anfangs Aufnahmen in der Weise versucht, daß wir die Beine vertauschten, also das eine Vektordiagramm in der Ableitung rechter Arm—linker Arm—linkes Bein, das andere in der Ableitung rechter Arm—linker Arm—rechtes Bein anfertigten. Auch dann erhält man natürlich einen stereoskopischen Effekt, sobald die beiden Aufnahmen sich etwas voneinander unterscheiden, *er erwies sich aber als nicht richtig* (s. Kap. B II 3 b, S. 28). Außerdem ist hier eben keine Kontrolle durch räumliche Darstellung in zwei senkrecht zueinander stehenden Ebenen möglich, auf die wir im Interesse der Sicherheit unter keinen Umständen verzichten wollten.

Infolgedessen darf man die stereoskopische Darstellung bei Extremitätenableitung nur zu *vergleichenden* Untersuchungen benutzen. So haben wir sie dazu verwandt, um die Einflüsse der Atmung auf das *Extremitäten-Ekg* zu erklären (SCHELLONG und SCHWINGEL). Darüber ist in Kap. C III, S. 86, noch zu sprechen.

Somit war für die stereoskopische Darstellung der *thorakalen* Ableitung der Vorzug vor der Extremitätenableitung zu geben, und zwar aus noch stichhaltigeren Gründen als bei der räumlichen Darstellung.

2. Rechtwinklige Ableitung und Dreiecksableitung.

Wenn ich von einer so „exakten" Darstellung gesprochen habe, wie sie beim Menschen möglich ist, so waren hierbei die physikalischen Verhältnisse zu berücksichtigen, die sich sowohl aus der Art unserer Ableitung wie aus den physikalischen Gegebenheiten des menschlichen Körpers ergaben.

EINTHOVEN hat sein Dreiecksschema der Extremitätenableitung physikalisch unterbaut. Er schematisiert dabei und macht einige Voraussetzungen, die er selbst als in Wirklichkeit nicht zutreffend bezeichnet: nämlich, daß die Abstände des Herzens von den drei Ableitungsstellen gleich groß seien und daß das Herz in einer bezüglich der Leitfähigkeit homogenen Masse liege. Daher ist wiederholt erörtert worden, ob das Dreiecksschema für den Menschen zutrifft, da diese Voraussetzungen doch offenbar *nicht* erfüllt sind. Namentlich der Einfluß der exzentrischen Lage des Herzens bei der Ableitung aus einem gleichseitigen Dreieck ist in Modellversuchen und rechnerisch überprüft worden. KOCH-MOMM hat nachgewiesen, daß das Dreiecksschema seine strenge Gültigkeit verliert, weil die Bedingung der zentrischen Lage in einem gleichseitigen Dreieck nicht erfüllt ist, und FRÖHLICH legt dar, daß das Projektionsgesetz nur unter der Voraussetzung eines räumlich unbegrenzten Feldes gilt, nicht aber für endlich und unregelmäßig begrenzte Felder. Nötig ist es auf alle Fälle, daß die Ableitungsstellen gleich weit vom Polmittelpunkt entfernt sind.

Immerhin wird das Dreiecksschema auch dann, wenn es eine strenge Gültigkeit nicht beanspruchen darf, als „Ersatzbild" (HOLLMANN) seinen Wert haben. Dieser liegt aber nicht so sehr auf physikalischem als auf *klinischem Gebiete*, indem man tatsächlich mit Hilfe dieses Schemas sehr gute Vorstellungen über die Abhängigkeit des Extremitäten-Ekg von der Herzlage hat gewinnen können.

Wenn wir nun bei der Ableitung des Vektordiagramms von dem Dreiecksschema abgegangen sind und eine rechtwinklige Ableitung mit rechtwinkliger Übertragung auf das BRAUNsche Rohr entwickelt haben, so hatten wir uns zu fragen, ob die unvermeidlichen Verzerrungen hierbei etwa größer sind, als wenn wir das Dreieckschema zugrunde gelegt hätten.

Wir haben unsere in Abb. 6 gezeigte Ableitungsart im *Modellversuch* nachgeahmt. In der Mitte einer mit Flüssigkeit gefüllten Glasschale wurde eine Spannung erzeugt und diese durch die im rechten Winkel angeordneten Elektroden 1—0—3 aufgenommen. *Die Richtung der Potentialdifferenz wurde vom Vektordiagraphen richtig wiedergegeben.* Somit dürfen wir annehmen, daß durch unsere rechtwinklige frontale Schreibung keine Verzerrung erzeugt wird, sofern wir nur die Elektroden so anordnen, daß das Herz in der „Mitte" der Ableitungsfigur liegt. Daher haben wir die Ableitungselektroden so an den Thorax angelegt, daß diese Bedingung so gut erfüllt wird, wie es beim menschlichen Körper eben möglich ist: die Elektrode 0 unmittelbar unter das linke Schlüsselbein, so daß ihr oberer Rand das Schlüsselbein, ihr linker Rand den Gelenkspalt berührt; die Elektroden 1 und 3 in gleichem Abstand von der Elektrode 0.

Wenn nicht die Inhomogenität des Mediums die Kurve entstellen würde, so würden wir bei unserer Schreibung eine exakte Darstellung des Vektordiagramms in der Frontalebene erhalten. Die Bedingung: zentrische Lage des Vektors ist hier nämlich besser erfüllt als bei der Ableitung von den Extremitäten und der Verwendung des Dreiecksschemas.

H. E. und W. Hollmann haben unsere Methode in der Absicht modifiziert, sie dem Einthovenschen Dreiecksschema anzupassen und betrachten diese Modifikation als eine Verbesserung. Ich muß diese Dinge ausführlich klarstellen.

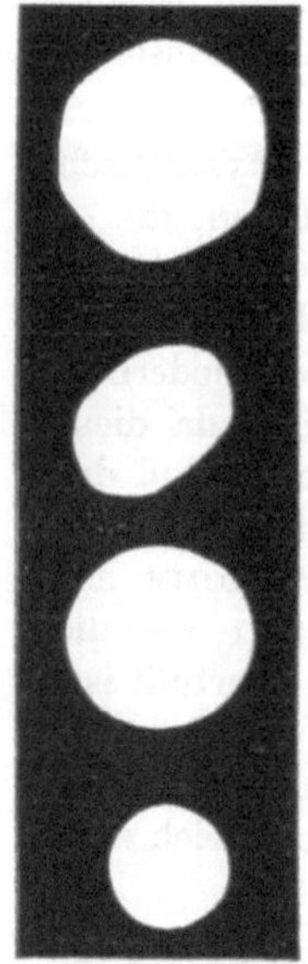

H. E. und W. Hollmann haben einen „Triographen" entwickelt, wobei die Extremitätenableitungen I, II und III an drei Plattenpaare angelegt werden, die in Winkeln von 60° zueinander stehen. Wenn nun im *Modellversuch* die *Elektroden* gleichfalls als *gleichseitiges* Dreieck angeordnet werden, wobei der Vektor symmetrisch, d. h. also im Schwerpunkt des Dreiecks liegt, so erhält man ebenfalls eine exakte Wiedergabe. Aber beim Menschen ist die Bedingung der zentrischen Lage bei Extremitätenableitung eben *nicht* erfüllt, ebensowenig bilden die Extremitäten ein gleichseitiges Dreieck, was zu den oben genannten Einwänden gegen die Gültigkeit des Dreiecksschemas geführt hat. So sind also diese Modellversuche auf den Menschen gar nicht in strenger Form übertragbar.

Vergleichende Modellversuche zwischen rechtwinkliger und dreieckiger Ableitung und Schreibung hat Guckes ausgeführt. Die Versuchsanordnung ist von Hollmann angegeben und ist so getroffen, daß in der Mitte einer Schale mit Flüssigkeit eine Spannungsquelle in kreisende Umdrehung versetzt wird, vergleichbar der Rotation des Herzvektors. Um diesen kreisenden Vektor sind die Ableitungselektroden angebracht, die einmal rechtwinklig angeordnet sind und auf rechtwinklige Platten-

Abb. 16. Modellversuche von Guckes: Symmetrische Ableitung. Erläuterung im Text.

paare unseres Vektordiagraphen geleitet werden, das andere Mal in Form eines gleichseitigen Dreiecks angeordnet sind und auf die drei Plattenpaare eines

Triographen geleitet werden. Es läßt sich auf diese Weise prüfen, ob die Schreibung richtig ist: dann muß der auf dem Braunschen Rohre rotierende Lichtpunkt Kreisform besitzen, als Abbild des im Troge rotierenden Vektors.

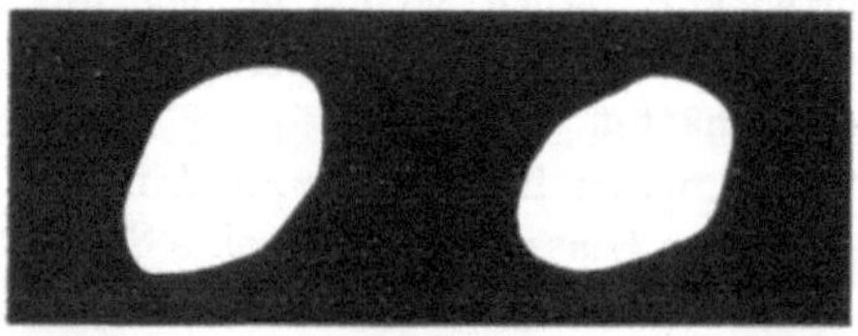

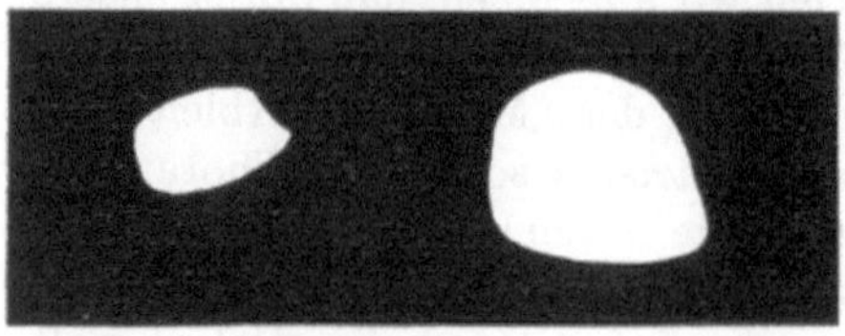

Guckes zeigte nun in diesen Modellversuchen zunächst das, was ich schon oben erwähnte: daß sowohl die rechtwinklige, wie die dreieckförmige Ableitungsart richtig schreibt, sofern die Spannungsquelle in der Mitte der Ableitungsfiguren und symmetrisch zu den Ableitungsstellen liegt. Es ergaben sich dann die beiden unteren Kreisformen der Abb. 16: die unterste in rechtwinkliger, die zweit-

Abb. 17a (obere Reihe) und b (untere Reihe). Modellversuch von Guckes: Unsymmetrische Ableitung. Erläuterung im Text.

unterste in dreieckförmiger Ableitung und Übertragung gewonnen.

Wenn nun die Elektroden nahe an die Spannungsquelle herangerückt werden („vektornahe" Ableitung), so ergeben sich Verformungen der ursprünglichen Kreisfigur: im Falle der rechtwinkligen Ableitung entsteht eine Ellipse (zweitoberste Figur Abb. 16), im Falle der Dreiecksableitung eine Art Sechseck (oberste Figur Abb. 16). Damit ist die rechnerisch gewonnene Feststellung von FRÖHLICH auch experimentell bewiesen, daß bei Annäherung der Ableitungsstellen an den Polmittelpunkt das Projektionsgesetz nicht streng gültig ist.

Sodann untersuchte GUCKES experimentell die Einflüsse einer *unsymmetrischen Ableitung*. Wenn in vektornaher Ableitung die Spannungsquelle exzentrisch gelagert wird, so ergeben sich Figuren, die noch stärker von der Kreisform abweichen. Das zeigt Abb. 17. In Abb. 17a ist die rotierende Spannungsquelle im Modell „um einen geringen Betrag" aus ihrer zentrischen Lage verschoben, in Abb. 17b liegt zwar der „Herzvektor" im Zentrum, aber die rechts oben liegende Ableitungselektrode ist in der Richtung auf das „Herz" hin verschoben, so daß die beiden Schenkel des rechten Winkels nicht mehr gleich lang sind bzw. das Ableitungsdreieck nicht mehr gleichseitig ist. Die auf der Abbildung links übereinander liegenden Figuren zeigen die Verformungen bei rechtwinkliger Ableitung, die auf der Abbildung rechts liegenden Figuren stellen die Verformung bei Dreiecksableitung dar. Wenn nun im Modellversuch „herzfern" abgeleitet wird, so zeigen Abbildungen von H. E. und W. HOLLMANN, daß dann eine größere Exzentrizität nötig ist, um die Richtung des beschriebenen Vektors zu verändern. Innerhalb der beim Menschen denkbaren Exzentrizität sind die Abweichungen überhaupt nur gering, auch bei rechtwinkliger Ableitung.

GUCKES hat die Ableitungsbedingungen der Modellversuche auch beim Menschen wiederzugeben versucht. Ich bespreche sie weiter unten (Abb. 21).

Einen sehr großen Einfluß auf die von der Körperoberfläche abgeleiteten Potentialdifferenzen — sowohl im Ekg wie im Vektordiagramm — hat nun

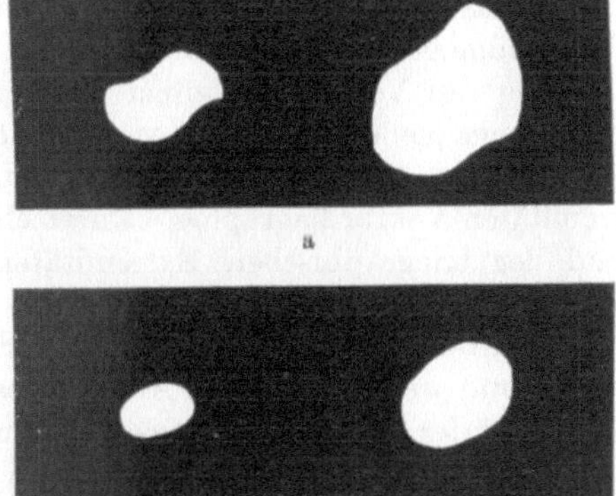

Abb. 18a (obere Reihe) und b (untere Reihe). Modellversuch von GUCKES: Ungleiche Leitfähigkeit des Mediums. Erläuterung im Text.

zweifellos *die ungleiche Leitfähigkeit des Körpers*. Die elektrische Inhomogenität von Muskulatur, Knochen, Fett, ihre Beeinflussung durch den Luftgehalt der Lungenbläschen sind gegebene Bedingungen, die in jeder Ableitungsart des Vektordiagramms in verschiedener, jedenfalls aber ganz unkontrollierbarer Stärke zur Geltung kommen müssen. In welcher Weise solche Einflüsse überhaupt zur Geltung kommen können, hat ebenfalls GUCKES dadurch geprüft, daß er in seinem Modell das an sich homogene Medium „durch Einbringen eines Dielektrikums zwischen zwei Ableitungen künstlich inhomogen gemacht hat, etwa in der Weise, wie es durch eine Rippe der Fall sein könnte". Hierbei entstehen auf dem Leuchtschirm des BRAUNschen Rohres wiederum stark veränderte Figuren. Die Abb. 18a zeigt die Abweichungen von der Kreisform bei „herznaher", die Abb. 18b bei „herzferner" Ableitung. Man erkennt, daß in diesen Modellversuchen die Verformungen bei rechtwinkliger Ableitung (linke Bildseite) und bei Dreiecksableitung (rechte Bildseite) sich kaum voneinander unterscheiden.

Wenn wir nun diese Modellversuche richtig bewerten und fragen, wieweit sie auf die beim Menschen gegebenen Verhältnisse angewandt werden können, so ergibt sich folgendes.

Da wir in frontaler Ableitung die Elektroden 1—0—3 so anlegen, daß die beiden Schenkel des rechten Winkels gleich lang sind und das Herz in der Mitte dieser Ableitungsfigur liegt, so kommen wir den Bedingungen des Modellversuches,

der eine richtige Schreibung ergibt, sehr nahe. Wir dürfen also eine so exakte
Schreibung erwarten, wie sie die inhomogene Leitfähigkeit des Körpers zuläßt.
Dagegen ist die Modellanordnung des gleichseitigen Dreiecks bei der Extremitätenableitung des Menschen bekanntlich nicht erfüllt. Wir sehen vielmehr in
den Modellversuchen von GUCKES eine experimentelle Bestätigung der Einwände,
die gegen die Gültigkeit des Dreiecksschemas gemacht worden sind.

Ich bin nun allerdings der Ansicht, daß man die Beweiskraft von solchen
Versuchen mit im Modell variierten Bedingungen doch nicht überschätzen soll.
Wenn H. E. und W. HOLLMANN sagen, daß die Vektordiagraphie „unmittelbar
den ursprünglichen physiologischen Ablauf und die Ausbreitung der Erregung
im Herzen widerspiegele" und wenn sie von der „Wirklichkeit der Wiedergabe"
beim Menschen sprechen, so kann davon doch nicht die Rede sein! Die Einflüsse
der Inhomogenität des Mediums allein dürften vielmehr eine viel stärkere Verformung des Vektordiagramms bedingen, als sie z. B. die Exzentrizität der
Spannungsquelle überhaupt verursacht. Man ist gar nicht in der Lage, den
„wirklichen" Vektor festzustellen, weder bei der thorakalen noch bei der Extremitäten-Vektordiagraphie. Unterschiede zwischen unserer Frontalableitung
und der triographischen Extremitätenableitung müssen natürlich nach dem
Gesagten vorhanden sein, sie würden nur dann fehlen, wenn die theoretisch
erwünschten Bedingungen der Zentrizität und Symmetrie streng realisierbar
wären und wenn bei beiden Ableitungsarten der Einfluß der inhomogenen Leitfähigkeit der gleiche wäre, was aber natürlich nicht der Fall sein kann.

Wie sehen denn nun die Unterschiede im menschlichen Vektordiagramm
überhaupt aus? Hierfür geben H. E. und W. HOLLMANN ein Beispiel (Abb. 19).
Es handelt sich um Vektordiagramme bei drei Patienten A, B, C. Die oberste
Querreihe ist nach unserer klinischen Methode in rechtwinkliger Frontalableitung
1—0—3 aufgenommen, die unterste Querreihe stellen „Triogramme" bei Extremitätenableitung dar. Ich kann die Unterschiede, nach meiner *klinischen*
Erfahrung beurteilt, gar nicht erheblich finden, zumal wenn ich mir den ver-
mutlichen *räumlichen* Verlauf vorstelle. *Denn man darf Vektordiagramme eben
nicht nach ihrem Verlauf in nur einer Ebene beurteilen.* Wenn ich z. B. die Vektordiagramme des Patienten C im obersten und untersten Bild betrachte, so sind
die Unterschiede dieser Frontalprojektion wahrscheinlich lediglich dadurch
bedingt, daß die QRS-Ebene in der obersten Abbildung etwas mehr sagittal
steht. Man vergleiche damit z. B. die Abb. 39c und e oder 43b und d, die von
je *einem* Patienten gewonnen sind; auch hier sieht man die geringfügige Änderung
der QRS-Ebene und damit der Frontalprojektion durch den Einfluß der Atmung.
Ebenso kann man sich die QRS-Ebene beim Patienten B in der obersten Reihe
etwas mehr horizontal denken als in der untersten Reihe.

Diese Unterschiede sind natürlich durch die andere Ableitungsart bedingt, keines dieser
Vektordiagramme kann aber „wirklich" sein, deswegen soll man die Gültigkeit von beim
Menschen doch nicht streng realisierbaren Modellversuchen nicht überbewerten. Vielmehr
stimme ich einer milderen Auffassung zu, die H. E. und W. HOLLMANN an anderen Stellen
ihrer Arbeiten äußern, ganz im Gegensatz zu ihrer ursprünglichen strengen Forderung:
daß sie nämlich die die Gültigkeit der Projektionsgesetze begrenzenden Einflüsse „nicht
so tragisch nehmen, wie es jetzt vielfach geschieht", und daß das Dreiecksschema eine
„für die *praktischen* Erfordernisse völlig *ausreichende* Genauigkeit besitzt". Nur müssen
sie dann folgerichtig diese Abmilderung auch unserer rechtwinkligen Ableitung zugute
kommen lassen.

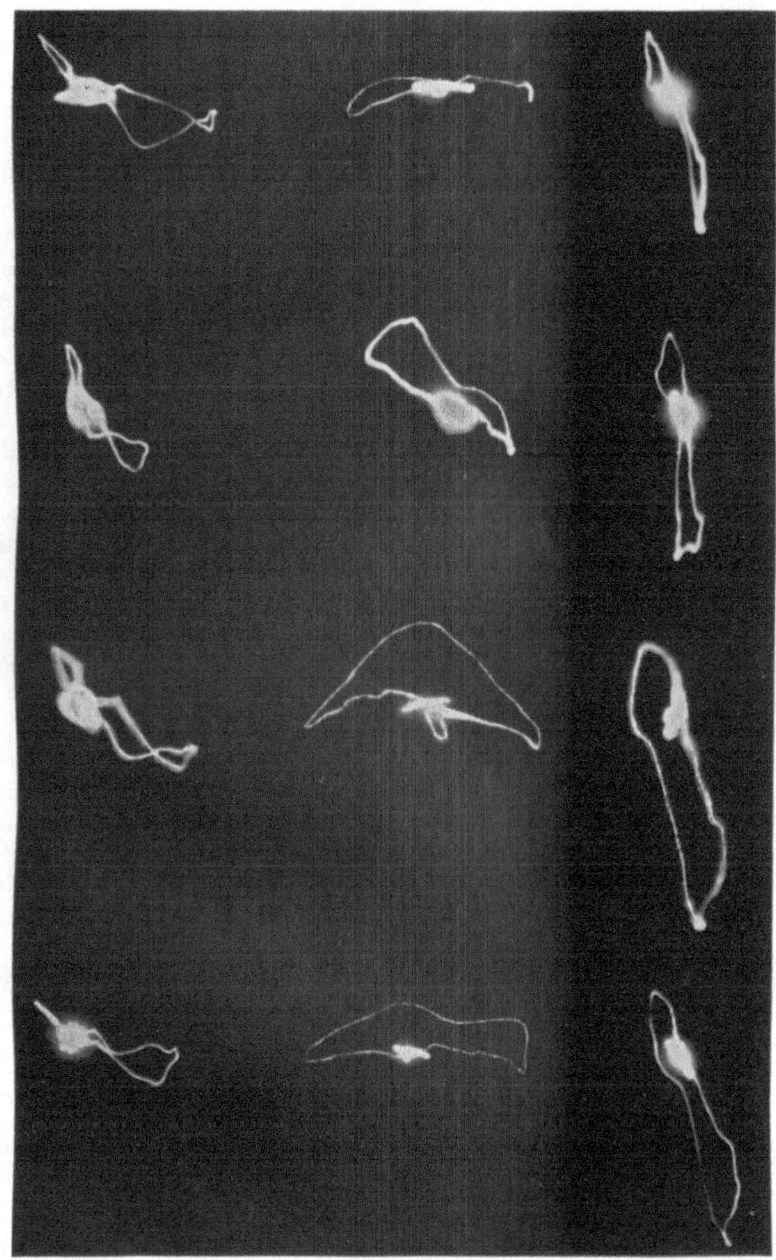

Abb. 19. (Nach H. E. und W. HOLLMANN.) Vektordiagramme von den Patienten A, B und C in verschiedener Ableitung und Übertragung. *1. Querreihe:* Thorakale Vektordiagramme in frontaler rechtwinkliger Ableitung und Übertragung (*unsere Methode* Abb. 6). *2. Querreihe:* Triogramme, von der Brustwand aufgenommen *3. Querreihe:* Quadrugramme. *4. Querreihe:* Triogramme, von den Extremitäten aufgenommen.

Denn auf die „praktischen Erfordernisse" kommt es tatsächlich an! Und hier ist nämlich wieder der Punkt, wo unsere Vektordiagraphie und die triographische

Modifikation sich scheiden müssen: nämlich bei der schon erwähnten Schwierigkeit, wenn nicht Unmöglichkeit, bei Verwendung von Extremitätenableitungen eine räumliche Darstellung aus wirklich zwei senkrecht zueinanderstehenden Ebenen und gar eine stereoskopische Darstellung zustande zu bringen, die dieser räumlichen entspricht. *Das* aber sind praktische Erfordernisse! So bringen H. E. und W. HOLLMANN in ihrer Beweisführung auch keine stereoskopische Darstellung, sondern müssen sich bei ihren vergleichenden Untersuchungen auf die Frontalebene beschränken, was aber nicht genügt.

Wenn wir nun sagittal durch die Elektroden 2—0—3 ableiten, so können wir stärkere Verformungen des Vektorbildes als in der Frontalableitung nicht umgehen. Sie sind dadurch bedingt, daß einmal das Herz bei sagittaler Aufnahme durch die Elektroden 2—0—3 der Abb. 12a nicht mehr so zentrisch innerhalb der Ableitungsfigur liegt, wie bei der frontalen Ableitung, und daß zweitens die Ableitungslinie 0—2 kürzer sein muß als die Strecke 0—3. Zwar sind die Verformungen wahrscheinlich gar nicht so erheblich, wie es nach den Modellversuchen scheinen könnte (vgl. unten Kap. II 3 b, S. 27), jedenfalls müssen wir sie in Kauf nehmen. Das gleiche trifft aber zu für *jede* Ableitung, die in *Dreiecksform vom Thorax* versucht wird. Denn in *keiner* Ebene, weder in einer frontalen, noch sagittalen, noch horizontalen lassen sich die Bedingungen der Zentrizität des Herzens sowie der Gleichschenkligkeit des Dreieckes und der „herzfernen" Ableitung erfüllen. Die Versuche von HOLLMANN, aus dreieckförmigen Ableitungen vom Thorax räumliche Modelle zu konstruieren, müssen also in *allen* Ableitungen mit den gleichen Fehlerquellen rechnen, wie unsere Sagittalableitung allein.

Für die dreieckförmige Brustwandableitung zeigen das H. E. und W. HOLLMANN selbst. In der *zweiten Reihe* der Abb. 19 sind von den Patienten A, B und C *Triogramme in dreieckförmiger Brustwandableitung* aufgenommen. Diese unterscheiden sich nun recht wesentlich von ihren *Triogrammen der Extremitätenableitung der untersten Reihe.* Solche starken Unterschiede müssen klinisch störend wirken, man muß sich also entscheiden. Welches sind nun die Triogramme, die den „wirklichen" Verhältnissen besser gerecht werden, fragen H. E. und W. HOLLMANN? Sie antworten: Die *Extremitäten*triogramme der untersten Reihe. Dann dürfen sie aber nicht an anderer Stelle wiederum ihre „Raumtriogramme", die sie durch *thorakale* Dreiecksableitungen nach Art der Abb. 19 *zweite Reihe* erhalten, als „wirkliches elektrisches Raumbild" bezeichnen!

Daß die Beweisführung von H. E. und W. HOLLMANN auch sonst nicht leicht zu durchdringen ist, zeigt auch die weitere Beurteilung, die sie der Abb. 19 widmen. Sie haben in der zweituntersten Reihe „quadrugraphische" Vektordiagramme aufgenommen (auf deren Methode hier nicht mehr einzugehen ist) und finden, daß diese Quadrugramme „fast genau dieselben Formen" und „fast gleiche Bilder" geben, wie die Extremitätentriogramme der entsprechenden Patienten in der untersten Reihe. Daher entsprächen sie besser den „wirklichen Verhältnissen" als unsere Vektordiagramme der obersten Reihe und die schon erwähnten „Brustwandtriogramme" der zweiten Reihe. Man wird demgegenüber aber doch sagen müssen, daß die Ähnlichkeit der „Quadrugramme" mit den Extremitätentriogrammen viel geringer ist als die Ähnlichkeit unserer Vektordiagramme (oberste Reihe) mit den Extremitätentriogrammen (unterste Reihe), auf die ich schon oben hingewiesen habe.

Daß aber unsere Vektordiagramme der obersten Reihe dennoch fehlerhaft sein sollen, wird folgendermaßen bewiesen. H. E. und W. HOLLMANN vergleichen sie mit den „Brustwandtriogrammen" der zweiten Reihe und stellen richtig fest, daß letztere (in Fall A und B) mehr in der Diagonalen liegen, wogegen unsere Vektordiagramme mehr horizontal orientiert sind. Das soll nun daran liegen, daß sich die exzentrische Herzlage als „Störfunktion" bei *unserer* Methode sehr viel stärker auswirkt. Demnach müßten also unsere Vektordiagramme *noch* fehlerhafter sein als die Brustwandtriogramme, die ja schon nicht richtig sind. Aber eine unparteiische Betrachtung der Abb. 19 zeigt doch klar, daß unsere Vektordiagramme A und B der obersten Reihe ebenso horizontal orientiert sind wie die entsprechenden Extremitätentriogramme der untersten Reihe, die doch „wirklichen Verhältnissen" gerecht werden sollen. So können unsere Vektordiagramme doch nicht noch fehlerhafter aufgenommen sein als die Brustwandtriogramme!

Wenn ich nach alledem die klinischen Notwendigkeiten und physikalischen Gegebenheiten gegeneinander abwäge, so komme ich zu dem Schluß, daß sowohl unsere Methode wie die HOLLMANNsche Modifikation mit Fehlern behaftet ist, die durch die anatomischen und physikalischen Verhältnisse des menschlichen Körpers bedingt, daher unvermeidbar sind und eine „wirkliche" Darstellung des Herzvektors verhindern. Sämtliche gegenteiligen Beweisversuche von H. E. und W. HOLLMANN, die sich wahlweise auf Modellversuche, Extremitätentriogramme, Brustwandtriogramme und Quadrugramme stützen, sind nicht stichhaltig; unsere Methode besitzt keine größeren Fehler. Sie hat vielmehr den *unbestreitbaren Vorzug*, daß sie aus *Ebenen* ableitet und die räumliche Darstellung mit der *stereoskopischen Darstellung* für *jeden* Patienten in einfacher Weise in Übereinstimmung bringt. Wenn wir also die räumlich-stereoskopische Darstellung des Vektordiagramms als klinische Notwendigkeit betrachten, so haben wir durch unsere Art der Ableitung den physikalischen Gegebenheiten am besten Rechnung getragen. Die „Anpassung an das Dreieckschema" durch Triographie bedeutet einen Verzicht auf exakte räumliche und stereoskopische Darstellung und damit eine klinische Beschränkung. Daher eignet sich die Triographie lediglich zur vektordiagraphischen Darstellung der Extremitätenableitungen in *einer* physikalischen Ebene, und auch das nur unter der Voraussetzung der Gültigkeit des Dreieckschemas (s. a. Kap. C III).

3. Zur Empirie der vektordiagraphischen Methode.

Aus der im vorigen Abschnitt ausführlich dargestellten Unmöglichkeit einer physikalisch „richtigen" Darstellung des Vektordiagramms folgt, daß die *klinische Empirie* das entscheidende Wort zu sprechen hat. Das gilt für die Vektordiagraphie nicht anders als für die Linear-Elektrokardiographie. Wir wollen doch nicht vergessen, daß wesentliche Erfolge der Elektrokardiographie lediglich den empirischen Feststellungen und nicht einer physikalischen Exaktheit zu verdanken sind!

So haben wir, wie schon ausgeführt, bei der Entwicklung unserer Methode die fortlaufend gewonnenen klinischen Resultate ausschlaggebend berücksichtigt. Im klinischen Teil dieser Monographie wird gezeigt werden, wie Vektordiagramme herzgesunder Menschen ganz bestimmte Kennzeichen aufweisen, wie sich Lageänderungen, wie sich Reizleitungsstörungen darstellen u. a. m. Demgegenüber werden wir eine Deutung unserer Vektordiagramme nur für bestimmte Teile der Schleifen und in beschränktem Umfange vornehmen, soweit wir nämlich sicher sind, daß etwaige physikalisch bedingte Verformungen keine der Deutung hinderliche Rolle spielen.

Hier will ich nun einige empirisch gewonnene Gesichtspunkte darlegen, die die Sicherheit unserer klinischen Methode weiter zu beweisen geeignet sind.

a) Über Reproduzierbarkeit der Vektordiagramme.

Da wir vom Thorax ableiten und daher nicht so eindeutig feststehende Ableitungsstellen benutzen, wie sie in den Extremitäten gegeben sind, mußten wir unser Augenmerk auf etwaige Fehlerquellen richten, die durch unwillkürliche Änderung der Ableitungsstellen bedingt sein könnten. In Frage kamen etwaige Veränderungen durch Verschiebung der Elektrode 1 und der Elektrode 0. Wenn deren Ableitungsstellen richtig bestimmt werden können, so sind auch die Ableitungsstellen der Elektroden 3, 2 und 2' festgelegt.

In Abb. 20a liegt Elektrode 0 unter dem linken Schlüsselbeim neben dem Gelenkspalt, Elektrode 1 unter dem rechten Schlüsselbein, so daß ihr äußerer Rand unter die Mitte des Schlüsselbeines zu liegen kommt. Der Abstand des Mittelpunktes beider Elektroden wird ausgemessen und die Elektrode 3 im gleichen Abstand senkrecht unter der Elektrode 0 angebracht. Elektrode 2' (stereoskopische Darstellung) liegt hinter der Elektrode 1 auf dem Rücken. In Abb. 20b ist die Elektrode 1 etwas nach auswärts verschoben, so daß jetzt ihre *Mitte* unter der Mitte des Schlüsselbeines liegt. Die Rückenelektrode 2' ist dementsprechend verlagert. Es treten nur sehr *geringfügige* Unterschiede auf; die stereoskopische Ansicht der Abb. 20a und b und ihre klinisch wichtigen Merkmale (siehe Kap. C, 1a) verändern sich so gut wie gar nicht.

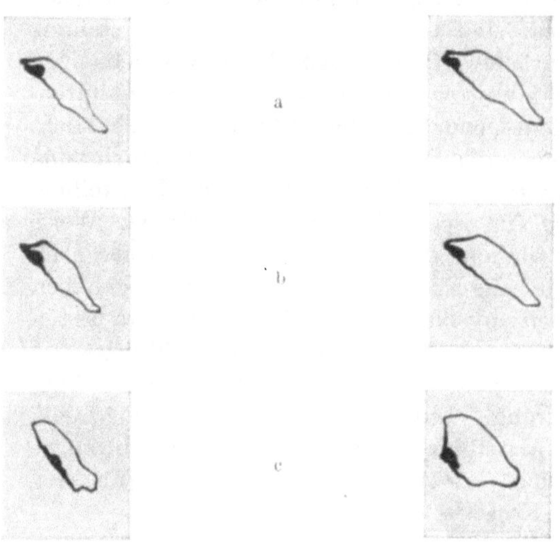

Abb. 20a—c. Einfluß einer Änderung der Elektrodenlage auf das stereoskopische Vektordiagramm. a Elektrodenlage entsprechend Abb. 12b. b Geringe Verschiebung der Elektroden 1 und 2'. Keine Änderung des VD gegenüber Abb. a. c Geringe Verschiebung der Elektrode 0. Erhebliche Änderung des Vektordiagramms.

In Abb. 20c ist nunmehr die *Elektrode 0* um etwa 2—3 cm horizontal nach innen verschoben, so daß sie der Mitte des linken Schlüsselbeines mehr angenähert wird. Jetzt ist die Veränderung des Vektordiagramms beträchtlich.

Aus derartigen Versuchen ergab sich immer wieder, *daß Lageänderungen der Elektrode 0 sich viel stärker auswirken als ebenso große Änderungen von Elektrode 1.* Auf letztere kommt es somit weniger an, während der Elektrode 0 ein für gute Reproduzierbarkeit nötiger fester Platz zugewiesen werden muß.

Bemerkenswert war uns bei diesen Versuchen noch folgendes. Wenn wir mit den Elektroden 0—3 ein Elektrokardiogramm auf laufendem Film schrieben und die Elektrode 0 verschoben, so ergab sich eine wesentliche Änderung des Ekg besonders dann, wenn wir die Elektrode 0 auf den linken Arm legten. Dem entsprach unsere Beobachtung, daß die Extremitätenableitung III sich von unserer thorakalen Ableitung 0—3 oft beträchtlich unterschied, während die Unterschiede zwischen Extremitätenableitung I und unsere Ableitung 0—1 weit weniger ausgesprochen waren. Um das zu veranschaulichen, habe ich in einer Anzahl Abbildungen des klinischen Teiles neben der Extremitätenableitung III noch das Ekg der Ableitung 0—3 angebracht. Es zeigt sich, daß gerade bei normalen, nicht lageveränderten Herzen die Ableitung III oft Knotungen und Splitterungen zeigt, die in dem Ekg der Ableitung 0—3 fehlen. Das muß natürlich auch im Extremitätentriogramm als Buchtungen zum Ausdruck kommen, weil es ja die Ableitung III enthält, während bei unserer thorakalen Ableitung des

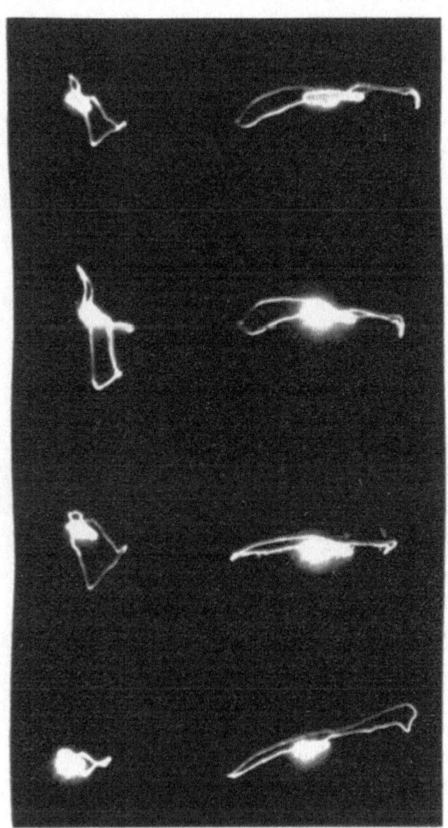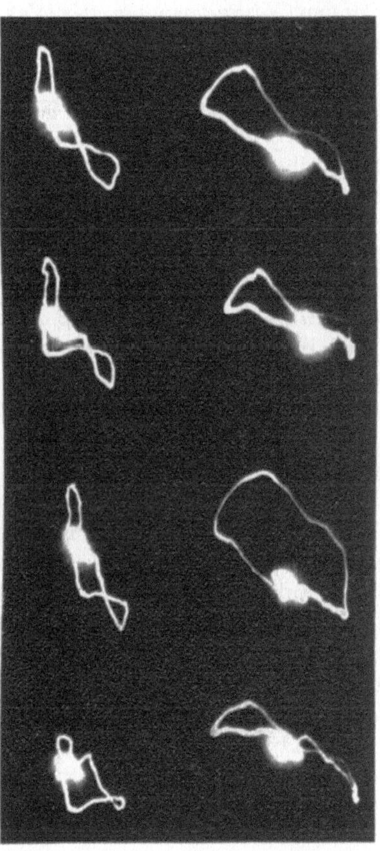

Abb. 21. (Nach GUCKES.) *Linkes Bild:* Thorakale, rechtwinklig abgeleitete Vektordiagramme. *Rechtes Bild:* Thorakale dreieckförmig abgeleitete Vektordiagramme (Brustwandtriogramme). Die Abbildungen zeigen die Änderungen der Vektordiagramme durch Verschiebung der Ableitungselektroden. Erläuterung im Text.

Vektordiagramms solche Buchtungen fehlen müssen, wenn sie die Ableitung 0—3 nicht zeigt. Ich komme auf diese Beobachtungen noch im Kap. C III, S. 83, zurück.

GUCKES hat die Veränderungen des Vektordiagramms durch Änderung der Elektrodenlage ebenfalls untersucht; seine Anordnungen entsprechen den Anordnungen der Elektroden in seinen Modellversuchen. Die Abb. 21 stellt die erhaltenen Vektordiagramme dar; es handelt sich um dieselben Patienten A und B, von denen H. E. und W. HOLLMANN die Abb. 19 gewonnen haben. Die linke Bildhälfte der Abb. 21 zeigt frontale Vektordiagramme nach unserer Methode, die rechte Bildhälfte „Brustwandtriogramme". Oberste Reihe: „zentrale" Lage des Herzvektors; zweite Reihe: die Ableitungsschemata sind um einen geringen Betrag in Richtung der Ableitung I, d. h. also in der Waagerechten, auf der Brustwand verschoben. Dritte Reihe: die Querableitung I (das ist also 0—1) ist verkürzt. Unterste Reihe: die Elektroden der Querableitung bleiben auf der Brustwand, während die unterste Elektrode jetzt an das Bein angelegt ist.

Die Abbildungen zeigen natürlich, daß diese Verlagerung der Ableitungselektroden Veränderungen der Vektordiagramme zur Folge hat. Wenn man aber noch einmal die Abb. 17a und b betrachtet, die die entsprechenden *Modell*versuche wiedergeben, so müßte man eigentlich viel *stärkere* Veränderungen der Vektordiagramme erwarten! Denn die zweite Reihe der Abb. 21 soll der oberen Reihe der Abb. 17a, also der Entartung zur elliptischen Form entsprechen, die dritte Reihe der Abb. 21 soll den Verformungen der Abb. 17b entsprechen. Daß demgegenüber die Veränderungen der Abb. 21 nur verhältnismäßig gering sind, weist wiederum darauf hin, daß die Modellversuche über die Ableitungsbedingungen nicht streng auf den Menschen übertragen werden können, sondern daß bei der Ableitung vom Menschen andere Einflüsse dominieren, wahrscheinlich eben der *unvermeidbare Einfluß der Inhomogenität des leitenden Mediums*. Nicht die Modellversuche sind beweisend, sondern die einfache empirische Bewertung, das zeigt die Abb. 21.

Stärkere Veränderungen der Vektordiagramme finden sich nur bei der untersten Reihe der Abb. 21 (die untere Elektrode ist an das Bein gelegt). Das ist natürlich; denn hier wird die rechtwinklige Ableitungsfigur ebenso verlassen wie die Figur des gleichseitigen Dreiecks.

Bei der Versuchsanordnung von GUCKES käme es im übrigen wesentlich darauf an, wie sich die Veränderungen bei unserer rechtwinkligen Ableitung (Abb. 21 links) im *Raume* ausnehmen würden. Ich kann mir sehr wohl denken, daß dabei die räumlichen Merkmale erhalten bleiben und damit die klinische Bedeutung der Veränderungen ganz unerheblich ist. GUCKES hat das nicht untersucht.

Jedenfalls ist empirisch gezeigt, daß Veränderungen der Ableitungsstellen gewisse Veränderungen der Vektordiagramme zur Folge haben. Unsere Versuche haben dargetan, welche Ableitungsänderungen von Einfluß und damit bei der Reproduzierung von Vektordiagrammen zu berücksichtigen sind.

b) Über die stereoskopische Darstellung.

Den klinisch ausschlaggebenden Bestandteil unserer Methode bildet die stereoskopische Darstellung.

Stereoskopische Eindrücke bei der Betrachtung von Vektordiagrammen durch ein Stereoskop erhält man immer dann, wenn zwei vor die beiden Augen gelegte Vektordiagramme nicht genau gleich sind, sondern sich voneinander unterscheiden, und zwar nur ein wenig, d. h. so weit, daß sie miteinander stereoskopisch zur Deckung gebracht werden können. In Kap. B I 4, S. 13, habe ich gezeigt, daß sogar zwei Vektordiagramme, die von einem Menschen in *derselben* Ableitung *nacheinander* aufgenommen werden, sich etwas voneinander unterscheiden (durch Änderung der Herzlage bei der Atmung) und daß diese Unterschiede genügen, um einen stereoskopischen Eindruck zu erwecken (Beispiele Abb. 14). Dieser Eindruck ist verschiedenartig je nach der Stärke der Atmungsveränderungen und je nachdem, vor welche Augen man die beiden

Bilder hält; wenn man die Bilder nämlich vertauscht, so sieht man den Schleifenteil, der vorher nach vorne trat, jetzt nach hinten tretend und umgekehrt. Diese Effekte bezeichnete ich, da sie durch falsche Ableitungen zustande kommen, als *„pseudostereoskopisch"*. Einen „richtigen" stereoskopischen Effekt bei der Betrachtung des Vektordiagramms kann man demgegenüber nur zustande bringen, wenn man in zwei verschiedenen Ebenen ableitet. Wenn wir das taten, so ergab sich aber als *erste Notwendigkeit* die *gleichzeitige Schreibung* dieser beiden Vektordiagramme mit zwei verschiedenen Rohren, um eben zufällige atmungsbedingte Änderungen und damit pseudostereoskopische Effekte auszuschalten.

Unter „richtigem" stereoskopischem Eindruck bei der Vektordiagraphie bezeichne ich den, der dem räumlichen Vektordiagramm entspricht, das durch Aufnahme in zwei senkrecht zueinander stehenden Ebenen gewonnen ist und das wir als Drahtmodell darstellen können. Als *zweite Notwendigkeit* ergab sich somit die Forderung, eine stereoskopische Darstellung zu schaffen, *die dieser räumlichen Darstellung entspricht.* Das ist auf empirischem Wege geschehen. Die Methode (Ableitungsschema Abb. 12 b) habe ich in Kap. B I 4, S. 12, angegeben. Ich knüpfe an diese Darstellung jetzt an.

Die Belege für die Richtigkeit der stereoskopischen Darstellung sind sowohl in Abb. 13 wie in den Abbildungen des klinischen Teiles dadurch gegeben, daß wir die sagittalen Aufnahmen mitabbilden. Diese zeigen also die Seitenansicht des stereoskopischen Vektordiagramms von der rechten (Körper-) Seite her.

Nachdem im Kap. B II 2 ausführlich die physikalischen Gesichtspunkte der Ableitung dargestellt sind, können wir jetzt noch folgendes sagen: Die diagonale Ableitung 2'—0—3 unterliegt keinen wesentlich anderen physikalischen Ableitungsbedingungen, als die frontale Ableitung 1—0—3, da auch in der diagonalen Ableitung das Herz etwa in der Mitte der rechtwinkligen Ableitungsfigur liegt, auch hier haben wir also eine richtige Schreibung zu erwarten. Wenn wir nun finden, daß die seitliche Ansicht des *stereoskopischen* Vektordiagramms der sagittalen Projektion entspricht, die wir in Ableitung 2—0—3 aufnehmen, so können die Fehler dieser sagittalen Projektion tatsächlich nicht groß sein, trotzdem das Herz hier nicht in der Mitte liegt und trotzdem die beiden Schenkel der rechtwinkligen Ableitungsfigur nicht gleich lang sind. Also auch hier zeigen uns einfache Versuche und Überlegungen am Menschen, daß man Modellversuche nicht überbewerten darf.

Nunmehr muß ich noch Versuche behandeln, in denen wir die *Gültigkeit einer anderen stereoskopischen Darstellung* geprüft haben, die dadurch erzielt wird, daß man zur Aufnahme des zweiten Vektordiagramms die Elektroden 1 und 0 liegen läßt, aber die *Elektrode 3* um einen geringen Betrag *seitlich* verschiebt. Dadurch wird nicht die Frontalebene um eine ihrer Achsen in eine andere Ebene gedreht, sondern die Frontalebene wird *in sich verdreht.* Da man dadurch ein etwas anderes Vektordiagramm und damit natürlich durch Betrachtung beider Bilder einen stereoskopischen Effekt erhalten kann, haben wir uns gefragt, ob dieser stereoskopische Eindruck richtig ist. Das würde dann der Fall sein, wenn dieses stereoskopische Bild ebenfalls mit der räumlichen Darstellung aus zwei senkrecht zueinanderstehenden Ebenen — der Frontalebene und der Sagittalebene — übereinstimmt.

Die Frage war auch deswegen wichtig, weil sie Schlüsse auf eine stereoskopische Darstellung bei Extremitätenableitung gestattet. Man kann nämlich stereoskopische Vektordiagramme dadurch erhalten, daß man die eine Aufnahme in der EINTHOVENschen Ableitung rechter Arm—linker Arm—linkes Bein macht, bei der zweiten Aufnahme aber die untere Elektrode an das *rechte* Bein anlegt. H. E. und W. HOLLMANN haben diesen Weg beschritten, und sie geben an, daß die „Stereoskoptriographie den Erfordernissen, die vom Kliniker billigerweise gestellt werden müssen, weitgehend gerecht wird". Das müßte die räumliche Darstellung jedes einzelnen Falles empirisch nachprüfen; da eine solche aber bei Verwendung der Extremitäten als Ableitungsstellen nicht möglich ist, so benutzen wir zu den Versuchen unsere rechtwinklige thorakale Ableitung, wobei dem Austausch der Beine die Verschiebung der Elektrode 3 entspricht.

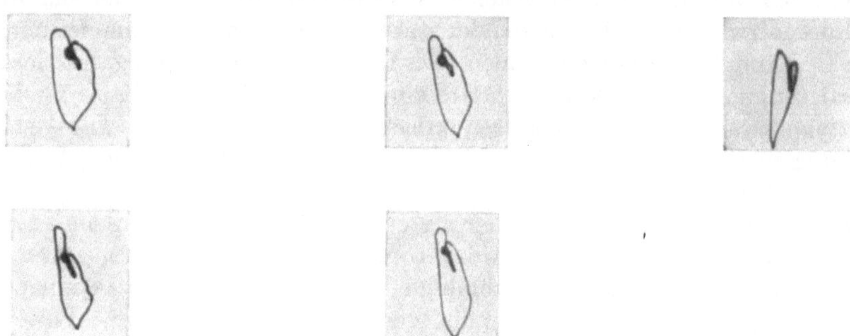

Abb. 22. Obere Reihe: *Richtige* stereoskopische Darstellung, Ableitung entsprechend Abb. 12b. Untere Reihe: *Falsche* stereoskopische Darstellung durch Verschiebung der unteren Elektrode.

Die Abb. 22 beantwortet die Frage als Beispiel aus einer Versuchsreihe mit völlig übereinstimmenden Ergebnissen.

In der oberen Reihe sieht man ein Vektordiagramm in richtiger stereoskopischer Darstellung aus Diagonalebene (linksseitiges Bild) und Frontalebene (mittleres Bild). Die Aufnahmen sind gleichzeitig geschrieben. Bei Betrachtung durch ein Stereoskop zeigt das Vektordiagramm die räumlichen Merkmale normalen Verhaltens (s. Kap. C I, 1 a). Daneben steht zum Beweis die sagittale Aufnahme.

In der unteren Reihe ist die rechtsstehende Aufnahme wieder das Frontalbild (das sich von der Frontalaufnahme der oberen Reihe durch atmungsbedingte Einflüsse ein wenig unterscheidet — s. Abb. 14). Die linksstehende Aufnahme, gleichzeitig mit der frontalen geschrieben, ist so gewonnen, daß die Elektrode 1 und 0 liegen bleiben, aber die Elektrode 3 um eine Elektrodenbreite = 5 cm nach innen verschoben ist. *Bei Betrachtung dieser Aufnahme durch ein Stereoskop erhält man einen ganz anderen stereoskopischen Eindruck als in dem Bild der oberen Reihe, der einem Vergleich mit der Sagittalaufnahme in keiner Weise stichhält.* Damit ist zunächst gezeigt, daß stereoskopische Darstellungen durch Verschiebung der unteren Elektrode *nicht zu richtigen Bildern* führen. Das muß auch für die Aufnahme von Extremitäten-Stereobildern durch Umtausch der Beine gelten.

Man kann aber auch die *Ursache* dieser unrichtigen Darstellung aufzeigen. In unserer richtigen stereoskopischen Ableitung Abb. 22 (obere Reihe) lassen wir die Vertikalableitung 0—3 unverändert, ändern vielmehr die horizontale Ableitung 1—0 in die horizontale Ableitung 2'—0 um. Daher muß in den beiden Vektordiagrammen der oberen Reihe (Abb. 22) die vertikale Komponente gleich sein, d. h. beide Vektordiagramme haben *genau die gleiche Höhe*. Sie haben aber *verschiedene Breite* wegen der Änderung der horizontalen Komponente. Mit anderen Worten: die Drehung des Vektordiagramms aus der Frontalebene in die Diagonalebene ergibt eine Veränderung seiner *Breite*; indem wir beide Ebenen von vorn betrachten, erhalten wir ein richtiges stereoskopisches Bild. Diese Darstellung steht in völliger Übereinstimmung mit den Gesetzen des stereoskopischen Sehens, indem man dabei das gleiche Bild mit dem rechten und mit dem linken Auge anvisiert, d. h. also in einer etwas anderen Ebene betrachtet.

Demgegenüber blieb in Abb. 22 (untere Reihe) die Horizontalableitung 1—0 liegen, während die Ableitung 0—3 verändert wurde. Das bedeutet, daß die beiden Vektordiagramme der unteren Reihe *gleiche Breite* haben müssen, daß aber ihre vertikale Komponente, das ist ihre *Höhe, geändert* wird. Man erkennt das an den Abbildungen deutlich: daß im linksgelegenen Bild die oberhalb des Nullpunktes gelegene S-Schleife höher ist als im rechtsgelegenen Bild, daß aber im rechtsgelegenen Bild die Spitze des Vektordiagramms weiter nach unten reicht als im linksgelegenen Bild. Daher sind die beiden Bilder überhaupt nur schwer zur Deckung zu bringen.

Die *richtige* stereoskopische Darstellung der Vektordiagramme beruht darauf, daß *zeitlich koordinierte Punkte* beider Schleifen in beiden Bildern in *gleicher Höhe* liegen; diese zeitlich zusammengehörenden Punkte bringen die Augen zur stereoskopischen Deckung. Bei der unteren Reihe (Abb. 22) ist das nicht der Fall. Hier haben die zeitlich koordinierten Punkte *verschiedene* Höhe, infolgedessen ist das Auge gezwungen, zeitlich *nicht* zusammengehörende Punkte zur stereoskopischen Deckung zu bringen, wodurch das Bild, falls es überhaupt zustande kommt, einen *falschen* stereoskopischen Eindruck vermittelt. Die Gesetze des richtigen stereoskopischen Sehens sind hier nicht eingehalten, weil nicht das gleiche Bild in zwei verschiedenen Ebenen betrachtet wird, sondern das Bild verzerrt wird. Hiermit ist der grundsätzliche Unterschied aufgezeigt. Es geht daraus hervor, daß jeder stereoskopische Effekt, der auf diese Weise etwa dadurch entstehen mag, daß die Höhenunterschiede in einem Falle nicht groß sein mögen, durch den Zufall bedingt ist. Es handelt sich auch hierbei um einen *pseudostereoskopischen* Eindruck.

Diese Fehler entstehen nun natürlich auch dann, wenn man die Extremitätenstereographie von H. E. und W. HOLLMANN verwenden will. Auch hier müssen die Augen unter allen Umständen zeitlich nicht koordinierte Punkte zur Deckung bringen. Denn die Horizontalkomponente der Ableitung I im Triogramm bleibt ja in beiden Bildern gleich (wie ja auch das Ekg der Ableitung I gleiche Form zeigt), also müssen die Breiten beider Triogramme gleich sein. Die Unterschiede müssen durch Änderungen in der Vertikalen zustande kommen, denn Ableitung II und III werden verändert. Wenn H. E. und W. HOLLMANN einige stereoskopische Triogramme abbilden, die sich in ihren Breiten unterscheiden, so müssen ihnen auch hier irgendwelche Fehler unterlaufen sein. Wahrscheinlich liegen sie darin, daß die Autoren ihre zusammengehörenden Triogramme nicht gleichzeitig mit zwei Rohren aufnehmen, sondern nacheinander mit einem Rohr. Dann sind die Veränderungen durch atmungsbedingte Einflüsse ganz unkontrollierbar[1].

---

[1] Inzwischen ist eine weitere Arbeit erschienen [HOLLMANN, W. u. GUCKES: Arch. Kreislaufforsch. 4, 69 (1939)], in welcher die stereoskopische Triographie als klinische Methode dargestellt wird. In den Abbildungen sind die genannten Fehler erkennbar.

Somit ergibt sich, daß stereoskopische Darstellungen durch Verschiebung der unteren Elektrode (Elektrode 3 oder Beinelektrode) zu falschen Ergebnissen führen müssen. Eine klinische Methode der Vektordiagraphie darf sich solcher Darstellungen nicht bedienen.

III. Technik der Methode.
1. Der Siemens-Vektordiagraph.

(Von Dr. A. BUCKEL-Berlin. Siemens & Halske A.-G., Werk für Meßtechnik.)

Für den Techniker bestand die Aufgabe darin, in Anlehnung an die HELLERschen Vorschläge ein Gerät zu erstellen, das allen Anforderungen des praktischen Betriebes gerecht wird.

Die äußerliche Gestaltung des Siemens-Vektordiagraphen wurde so vorgenommen, daß das eigentliche Aufnahmegerät und der Verstärkerteil zur weitgehenden Vermeidung von gegenseitigen Einstreuungen in zwei getrennten Gehäusen untergebracht und beide auf einem gemeinsamen Tisch aufgestellt sind. Damit ergab sich eine Dreiteilung des ganzen Gerätes (Abb. 23).

Die Wirkungsweise der Elektronenstrahlröhren (BRAUNschen Röhren), ihr Aufbau und ihre Schaltung im Betrieb sei im wesentlichen als bekannt vorausgesetzt[1]. Es wurden Hochvakuumröhren verwendet. Ihre geringere Ablenkempfindlichkeit sowie der höhere Betrag an erforderlichen Betriebsspannungen im Vergleich zu gasgefüllten Röhren wurde in Kauf genommen gegenüber dem großen Nachteil der „Nullpunktsanomalie" gasgefüllter Röhren (d. h. nicht proportionaler Ablenkempfindlichkeit in der Nähe der Nullage).

Die am menschlichen Körper mittels geeigneter Elektroden abgegriffenen Herzaktionsspannungen werden, da ihr Betrag nur sehr gering ist, über entsprechend zugeordnete Verstärker den Ablenkplatten der beiden Elektronenstrahlröhren zugeführt, so daß auf deren Leuchtschirm in bekannter Weise Kurvenbilder entstehen. Diese Leuchtbilder werden über eine zweifache Aufnahmeoptik auf lichtempfindlichem Film abgebildet. Da die an die Verstärker zu stellenden Anforderungen sehr hoch sind, werden die benötigten Betriebsspannungen ausschließlich Trockenbatterien entnommen.

Die Abb. 24 zeigt in vereinfachter schematischer Darstellung, wie die einzelnen Ableitungen den verschiedenen Plattenpaaren der BRAUNschen Rohre zugeordnet sind. Dabei möge bedeuten, daß die mit R A bezeichneten Ablenkplatten der einen Röhre das für die spätere *stereoskopische* Betrachtung benötigte Bild für das rechte Auge liefert, während die mit L A bezeichneten Ablenkplatten der zweiten Röhre das entsprechende Bild für das linke Auge ergeben. Die Ableitung 0—1 aus der Frontalebene (vgl. Abb. 12b) geht auf den Verstärker V_{0-1} und von da auf das waagerecht schreibende Plattenpaar der Röhre R A. Gleichzeitig geht die Ableitung 0—2' aus der Diagonalebene (vgl. Abb. 12b) über den Verstärker V_{0-2} auf das waagerecht schreibende Plattenpaar der Röhre L A. Die der Frontal- wie der Diagonalebene gemeinsam angehörende Ableitung 0—3 kommt über den Verstärker V_{0-3} an die senkrecht schreibenden Plattenpaare sowohl der Röhre R A wie auch der Röhre L A. Auf diese Weise ent-

---

[1] ARDENNE, M. v.: Die Kathodenstrahlröhre. Berlin: Julius Springer 1933. — KLEIN, PAUL E.: Die praktische Verwendung des Elektronenstrahloszillographen. Berlin: Weidmannsche Buchhandlung 1936.

steht für das rechte und für das linke Auge je ein Bild, dem die senkrechte Komponente gemeinsam zugeordnet ist.

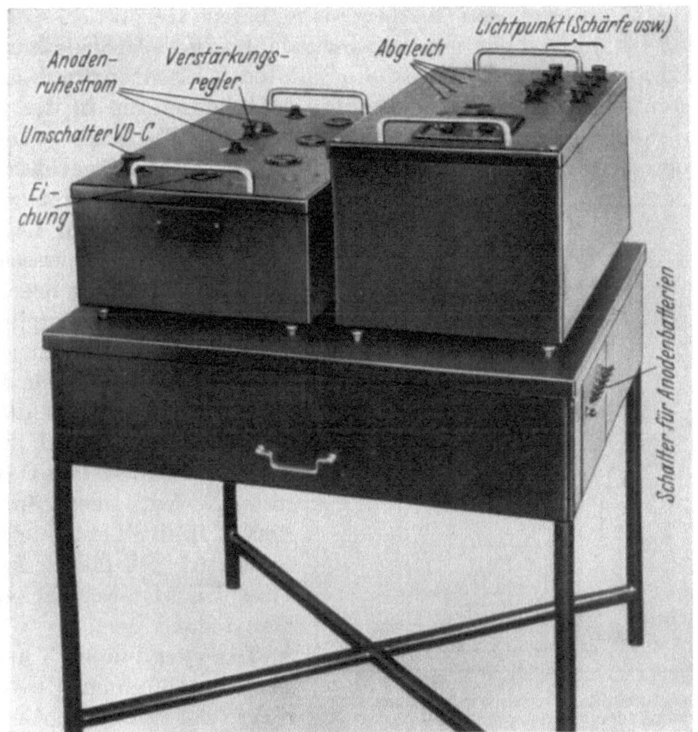

Abb. 23. Der Siemens-Vektordiagraph.

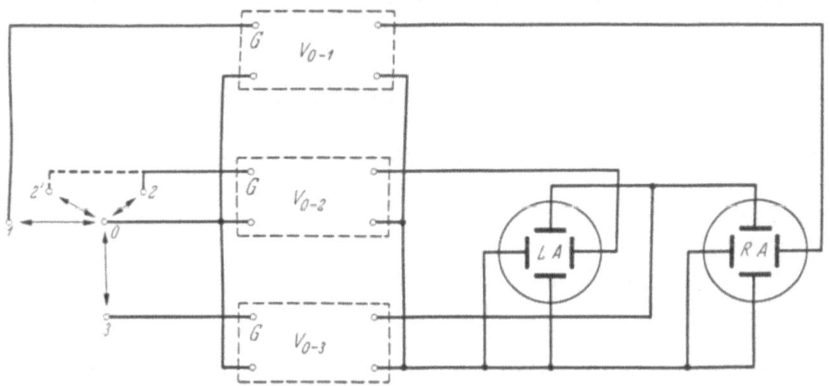

Abb. 24. Zuordnung der Ableitung zu den Plattenpaaren des BRAUNschen Rohres (schematisch).

Bei gleichzeitiger Ableitung aus der Frontal- und Sagittalebene zur Gewinnung eines *räumlichen* Bildes (Drahtmodell) wird an das Rohr L A die Ableitung 0—2 (Abb. 12a) angelegt.

Im folgenden sei nun eine kurze Beschreibung der Apparatur gegeben.

a) Verstärkergerät. Die für die drei Ableitungen 0—1, 0—2 (bzw. 0—2') und 0—3 erforderlichen *Verstärkereinheiten* sind durchaus gleichartig aufgebaut und in einem gemeinsamen Gehäuse enthalten (Abb. 23 links). Bekanntlich betragen die am menschlichen Körper abgreifbaren Herzaktionsspannungen maximal nur 1—2 Millivolt für die QRS-Schleife, für die T-Schleife nur Bruchteile davon. Andererseits benötigen die gewählten Elektronenstrahlröhren zur ausreichenden Ausleuchtung des Schirmes Ablenkspannungen in der Größenordnung von etwa 80 Volt. Daher erfordert eine R-Schleife im Betrage von 1 Millivolt eine 80000fache Verstärkung. Unsere Verstärker geben maximal eine Verstärkung von etwa 350000. Man ist damit in der Lage, auch die T-Schleife in gewissen Fällen bevorzugt aus dem ganzen Vektordiagramm herauszugreifen und so weit zu verstärken, daß sie unter Berücksichtigung der Verkleinerung durch die Aufnahmeoptik im Verhältnis 1 : 2 immer noch mit etwa 10 mm Größe dargestellt wird, wenn ihr Betrag etwa $\frac{1}{4}$ Millivolt entspricht. Allerdings tritt bei dieser Aufnahme dann die QRS-Schleife aus dem Film heraus.

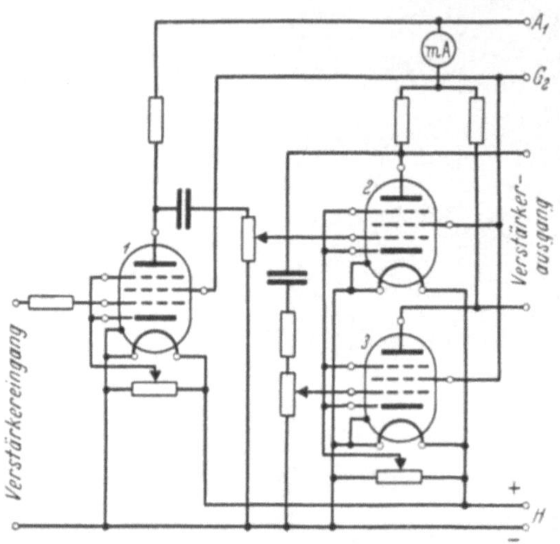

Abb. 25. Aufbau eines Einzelverstärkers im Siemens-Vektordiagraph (schematisch).

Die maximale Verstärkung kann durch einen *Verstärkungsregler*, der zwischen der ersten und zweiten Stufe eines jeden Verstärkers liegt und für alle drei Einheiten durch einen einzigen Bedienungsknopf gleichzeitig betätigt wird, *in sechs Stufen unterteilt* werden. Diese gleichzeitige Bedienung ist notwendig, damit die durch die Verstärkungswahl gegebenen „Abbildungsmaßstäbe" die einzelnen Komponenten absolut gleichmäßig erfassen. Voraussetzung ist dabei allerdings, daß die Verstärkungsziffern der einzelnen Verstärkereinheiten einwandfrei gleich sind, was auch erreicht wurde.

Die Abb. 25 zeigt schematisch den *Aufbau eines Einzelverstärkers*. Jeder von ihnen ist mit drei Verstärkerröhren der Type A F 7 bestückt, von denen 2 als Spannungsverstärkerstufen in R—C-Schaltung ausgeführt sind (Verstärkung je etwa 420fach), während die 3. Stufe als „Symmetrierstufe" geschaltet ist und die vorausliegende Verstärkung noch verdoppelt. Die „Symmetrierstufe" hat den Zweck, den Verstärkerausgang „symmetrisch zur Anode" den Ablenkplatten der Elektrodenstrahlröhren zuzuführen, dadurch elektronenoptische Verzerrungen des Leuchtbildes zu vermeiden und die Punkt- bzw. Strichschärfe zu gewährleisten. Die negative Gittervorspannung ist bei der 1. Stufe fest eingestellt, da hier infolge der kleinen Eingangsspannungen ein Überschreiten des geradlinigen Teiles der Arbeitskennlinie nicht zu befürchten ist, bei der 2. Stufe und bei der Symmetrierstufe ist sie für jeden der drei Verstärker durch einen außenliegenden Bedienungsknopf nachstellbar und wird durch Konstanthaltung des Anodenruhestromes auf vorgeschriebenem Wert überwacht.

Die *Zeitkonstante* ist für alle Verstärkereinheiten auf je 1,1 Sekunden bemessen. Vor den Eingangsklemmen der Verstärker liegt ein Schalter, der es ermöglicht, die Verstärkereingänge zur Beruhigung und zur Vermeidung wilder Aufladungen kurz zu schließen. Ferner ist eine *Eicheinrichtung* eingebaut, mittels der man durch Drücken auf eine Taste gleichzeitig auf alle drei Verstärker eine feste Eichspannung von 1 Millivolt geben kann. Man ist damit in der Lage, jederzeit die Empfindlichkeit der ganzen Apparatur in allen Komponenten auf ihre Übereinstimmung und auf ihren Betrag zu prüfen und bei Änderung derselben nachzustellen.

b) Aufnahmegerät. Das Aufnahmegerät (Abb. 23 rechts) ist mittels abgeschirmter Kabel mit dem Verstärkergerät elektrisch verbunden. Die Verstärker-Ausgangsleitungen gehen über eine *Abgleicheinrichtung* an die Ablenkplatten der Elektronenstrahlröhren. Die Abgleicheinrichtung dient dazu, für die Komponenten des Vektordiagramms bei einer festen Eingangsspannung am Verstärker (z. B. Eichspannung) übereinstimmende Ausschlagsgrößen auf den Leuchtschirmen beider Röhren einzustellen. Die Apparatur ist in sich so abgeglichen, daß nach einmal vorgenommener Einstellung auch bei Wahl einer anderen Verstärkungsstufe die Ausschläge der einzelnen Komponenten sich *nur im Verhältnis der Verstärkungsgrade* ändern. Der Nachweis dafür läßt sich einfach und sehr schön in der Weise führen, daß man beispielsweise ein Frontal- oder ein Extremitätenvektordiagramm gleichzeitig auf beide Röhren gibt. Die auf dem Film aufgenommenen Einzelaufnahmen beider Röhren müssen dann in allen Verstärkungsgraden beim Aufeinanderlegen zur Deckung gebracht werden können.

An einem eingebauten *Spannungsteiler* sind die zum Betrieb der BRAUNschen Rohre erforderlichen Spannungen einstellbar. Der Spannungsteiler enthält ferner eine Einrichtung, mittels der in gewissen Grenzen die Lage des Leuchtpunktes in der Nullage nach allen Seiten verschoben werden kann. Die Leuchtbilder lassen sich durch eine Einblicköffnung in der Bedienungsplatte auch während der photographischen Aufnahme beobachten.

Das Aufnahmegerät enthält weiterhin die *Aufnahmekassette.* Es sind zwei Kassetten beigegeben, die wahlweise verwendet werden können. Die eine Kassette dient zur *Aufnahme der Vektordiagramme auf feststehendem Film.* Durch einen Drehknopf läßt sich der Film nach jeder Aufnahme um eine Bildbreite weiterbewegen. Da bei der Aufnahme des räumlichen und des stereoskopischen Vektordiagramms je zwei Aufnahmen erforderlich sind, die um den Mittenabstand beider Elektronenstrahlröhren auseinander liegen, andererseits auch das dazwischen liegende Filmstück ausgenutzt werden sollte, ist durch eine besondere Ausgestaltung des Filmtransportes dafür Sorge getragen, daß keine Doppelbelichtungen stattfinden. Die zweite Kassette enthält ein *Ablaufwerk,* so daß mit ihr unter Benutzung von nur einer der beiden Elektronenstrahlröhren und nur eines Plattenpaares die *Komponentenelektrokardiogramme* oder auch *gewöhnliche Extremitäten-Elektrokardiogramme* auf laufendem Film aufgenommen werden können. Die Aufnahmeoptik ist jeweils in den Kassetten eingebaut.

c) Batterietisch. Das Apparatgestell enthält in einem Schubkasten die benötigten Trockenbatterien, und zwar 12 normale Anodenbatterien von je 100 Volt. Der zur Heizung der Verstärker- und Elektronenstrahlröhren erforderliche 4 Volt-Akkumulator findet unter dem Tisch Aufstellung. Mittels berührungsschutzsicherer Stecker werden die einzelnen Betriebsspannungen an den Batterien nach Maßgabe der Aufschriften gesteckt. In geschlossenem Zustand des

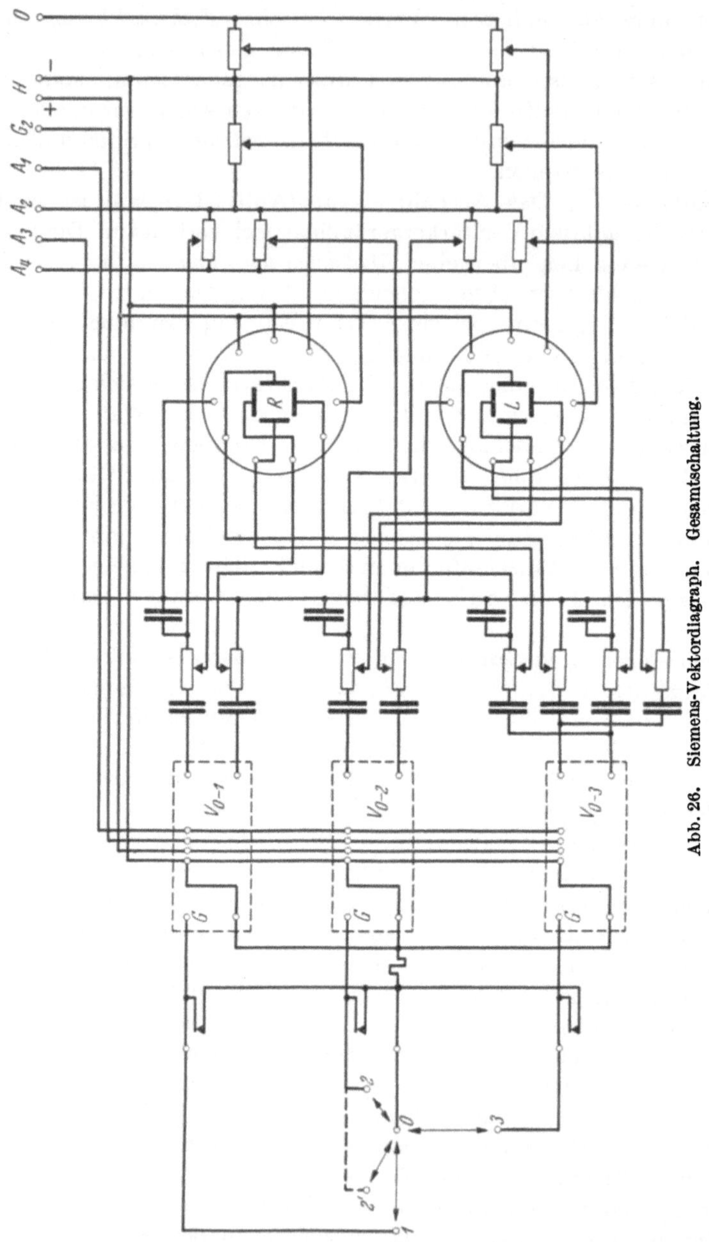

Abb. 26. Siemens-Vektordiagraph. Gesamtschaltung.

Schubkastens sind die Zuleitungen nicht mehr zugänglich. Ein am Tisch angebrachter mehrpoliger Schalter dient zur Ein- und Ausschaltung der Batterien.

Die Abb. 26 zeigt schematisch die Gesamtschaltung des ganzen Gerätes.

d) Inbetriebsetzung und Abgleichung. Zunächst wird der mit C und V D bezeichnete *Umschalter* (Patientenumschalter) auf die *Marke C,* das ist die Ruhestellung, gedreht. Die Verstärkereingänge sind damit kurzgeschlossen. *Dann erst dürfen nach dem Anschluß der Anodenbatterien und des Heizakkumulators der Hauptschalter und damit die Betriebsspannungen eingeschaltet werden.* Nach etwa einer Minute wird auf jeder der beiden BRAUNschen Rohre ein mehr oder weniger scharfer Leuchtpunkt entstehen, dessen Helligkeit durch Betätigung der Drehknöpfe *,,Punkthelligkeit"* verändert und dessen Schärfe durch die Drehknöpfe *,,Punktschärfe"* auf ein Optimum eingestellt werden kann. Mittels der Drehknöpfe *,,Punktlage"* kann man für jede Röhre den Lichtpunkt genau in die Mitte des Leuchtschirmes bringen.

Von ausschlaggebender Bedeutung für die Richtigkeit der später aufzunehmenden Vektordiagramme ist nun die *Abgleichung der Komponentenausschläge,* die mit besonderer Sorgfalt vorgenommen werden muß, dann aber für eine lange Betriebsdauer unverändert beibehalten werden kann. Auf der linken Hälfte der Bedienungsplatte des Aufnahmegerätes befinden sich 4 Einstellschlitze, von denen je einer mit den Bezeichnungen 0—1, 0—2, 0—3 R A und 0—3 L A versehen ist und die zunächst auf ihre Nullstellung gebracht werden müssen. Die Bezeichnungen entsprechen den jeweiligen Ableitungskomponenten des Vektordiagrammes. Den Verstärkungswähler bringt man auf eine mittlere Stellung. Dreht man nun den Schlitz 0—3 R A etwas auf und drückt gleichzeitig mehrmals kurz die Eichtaste, so wird man auf der Röhre R A sehen, daß der Lichtpunkt im Rhythmus der Betätigung der Eichtaste Ausschläge macht, deren Größe durch weiteres Aufdrehen von 0—3R A auf den gewünschten Betrag gesteigert werden kann. In gleicher Weise und auf die genau gleiche Ausschlagsgröße stellt man nun die Komponente 0—3 L A durch Aufdrehen dieses Schlitzes ein.

Man könnte nun genau so auch die waagerechten Komponenten 0—1 und 0—2 auf den gleichen Ausschlagsbetrag einstellen. Man müßte zu diesem Zweck aber erst 0—3 R A und 0—3 L A wieder auf die Nullstellung bringen, womit die Einstellung dieser Komponenten wieder aufgehoben würde, oder man müßte die Apparatur so einrichten, daß die Eichspannung auf die senkrechten und waagerechten Komponenten der Röhren einzeln gegeben werden kann. Einfacher aber ist es, und man kommt mit nur einer Eichtaste aus, wenn man sich die Gesetze der vektoriellen Addition zunutze macht. Bekanntlich setzen sich zwei zueinander senkrechte Komponenten zu einer Resultierenden zusammen, die dann einen *Winkel von genau 45^0* mit den Komponenten bildet, wenn die beiden Komponenten dem Betrage nach gleich sind. Läßt man also die vorhin geschilderte Einstellung der Komponenten 0—3 R A und 0—3 L A bestehen und dreht dazu noch beispielsweise den Schlitz 0—1 auf, so wird man sehen, daß auf der Röhre R A der Lichtpunkt beim Aufdrehen und gleichzeitigen mehrmaligen Drücken der Eichtaste sich gegen die vorher innegehabte Richtung beim Ausschlagen neigt. *Hat diese Neigung genau 45^0 erreicht, so ist das nach dem oben Gesagten das Kriterium dafür, daß die Ausschläge für die Komponenten 0—3 R A und 0—1 genau gleich groß sind.* Die Komponente 0—2 ist während dieser Betätigung der Größe und Richtung nach noch unverändert geblieben. Erst durch Aufdrehen von 0—2 läßt sich auch die Röhre L A in gleicher Weise einstellen.

Damit ist der Komponentenabgleich, der auch den Abgleich der nie ganz übereinstimmenden Empfindlichkeiten der Ablenkplatten der Elektronenstrahlröhren einschließt, vollzogen. Solange die Betriebsspannungen und die Anodenruheströme der Verstärker den vorgeschriebenen Werten entsprechen, wird sich an diesem Abgleich nichts ändern. Zeigen umgekehrt bei einer zwischendurch vorgenommenen Prüfung die Ausschläge bei gleicher Größe immer eine Neigung von 45° gegen die Waagerechte, so ist das ein Kennzeichen dafür, daß der Abgleich noch in Ordnung und die Apparatur damit betriebsbereit ist.

Für den *Anschluß der Ableitungselektroden* stehen entsprechend den beim Vektordiagramm benötigten Ableitungspunkten 4 Eingangsklemmen am Verstärkergerät mit geschirmten Zuleitungen zur Verfügung, auf die mittels des Patientenschalters umgeschaltet werden kann.

2. Die Aufnahme der Vektordiagramme.

Der Vektordiagraph wird in der beschriebenen Weise in Betrieb gesetzt und geeicht. Der Umschalter steht dabei auf der Marke C, der Verstärkungsregler auf Verstärkungsstufe 1. Punktschärfe und Helligkeit werden richtig eingestellt.

Die *Elektroden* bestehen aus dünnen Kupferplatten von 5 cm Durchmesser. Zuerst werden die Elektroden 0 und 1 angelegt: *Elektrode 0 liegt im Winkel, der vom linken Schultergelenk und dem lateralen Teil des linken Schlüsselbeins gebildet wird, Elektrode 1 dicht unter dem rechten Schlüsselbein*[1], *so daß sie etwa mit ihrem äußeren Rand die rechte Medioclavicularlinie berührt. Sodann wird der Abstand 0—1 ausgemessen und die Elektrode 3 in gleichem Abstand senkrecht unter die Elektrode 0 gelegt. Die Elektrode 2' wird hinter die Elektrode 1 in gleicher Höhe auf den Rücken gelegt, die Elektrode 2 in gleicher Weise hinter die Elektrode 0* Zwischen Kupferplättchen und Körper wird eine Zellstofflage von der Größe der Elektroden gelegt, die mit 10%iger Kochsalzlösung durchfeuchtet ist. Die Haut wird vorher mit Alkohol abgerieben.

Zuerst werden die Elektroden 1, 0, 3 und 2' zur *Aufnahme der stereoskopischen Bilder* durch Kabelanschlüsse mit den bezeichneten Kontakten des Apparates verbunden, der Umschalter auf Marke VD gestellt und abgewartet, bis die Vektorschleifen auf dem Leuchtschirm erscheinen. Dann wird der Verstärkungsregler auf die gewünschte Verstärkungsstufe eingestellt, wobei darauf zu achten ist, daß der Anodenruhestrom auf 1,1 Milliampere verbleibt.

Für die Darstellung des ganzen Vektordiagramms (VD) wählt man gewöhnlich Stufe 2—4, für die genaue Darstellung der „Mitte" des VD (S- und T-Vektor) die Stufe 5 oder 6.

Durch Bedienung des Auslösers der Kassette für stehenden Film wird unter ständiger Beobachtung des Leuchtschirmes ein Vektordiagramm photographiert. Mittels des Drehknopfes wird der Film um eine Bildbreite weitergedreht, die nächste Aufnahme gemacht usf.

Nachdem auf diese Weise die genügende Anzahl Aufnahmen aus der Frontalund der Diagonalebene für die stereoskopische Darstellung angefertigt worden ist, wird der Umschalter wieder auf Marke C gestellt und nunmehr die bisher an der Elektrode 2' liegende Zuleitung mit der Elektrode 2 verbunden, wodurch

---

[1] Beide Elektroden liegen also *höher*, als es die schematische Abb. 6 zeigt.

an das Rohr LA die *sagittale Ableitung* angeschlossen wird. In gleicher Weise wie vorher werden nun die Aufnahmen aus der Frontalebene und der Sagittalebene gemacht.

Danach werden die *Komponenten-Ekg* geschrieben. Zu diesem Zweck wird die Kassette für stehenden Film mit der anderen ausgetauscht, die ein Ablaufwerk enthält. Die Ableitungen 0—1, 0—3 und 0—2 werden einzeln nacheinander auf ein waagerechtes Plattenpaar geschaltet und die Ko-Ekg auf laufendem Film aufgenommen.

In der gleichen Weise kann man die *Extremitäten-Ekg* aufnehmen.

Will man noch *Vektordiagramme von den Extremitäten* schreiben (s. Kap. C III), so wird die Ableitung I auf die waagerecht schreibenden Plattenpaare (vorher 0—1), die Ableitung III auf die senkrecht schreibenden Plattenpaare (vorher 0—3) beider Rohre geleitet. Die Vektordiagramme werden wieder auf stehendem Film in der gewünschten Verstärkerstufe aufgenommen. Diese Aufnahme benutzen wir zur Kontrolle der Röhren: sind sie richtig eingestellt, so müssen die Vektordiagramme beider Rohre genau übereinstimmen.

C. Ergebnisse der klinischen Vektordiagraphie.

Da wir uns bei der Entwicklung unserer Methode von der Extremitäten-Elektrokardiographie frei gemacht hatten, ergab sich für die klinische Anwendung zunächst diese Forderung: unsere Vektordiagraphie muß als selbständige Methode auch zunächst selbständig und unabhängig vom Extremitäten-Ekg ausgewertet werden.

Die erste Aufgabe bestand darin, die Merkmale des *normalen* Vektordiagramms zu erkennen und zu beschreiben. Daraus ergaben sich dann Kriterien für das, was pathologisch sein mußte. Indem wir diese Untersuchungen ohne Rücksicht auf das Extremitäten-Ekg durchführten, erkannten wir auch die Leistungsbreite unserer Methode.

Als wir dann die klinisch nötige Verknüpfung mit der Elektrokardiographie herstellten, ergab sich, daß bestimmte Typen von Extremitäten-Ekg ganz bestimmten Typen von Vektordiagrammen zuzuordnen waren. Das ist natürlich. Denn es handelt sich ja um *einen* elektrischen Vorgang, der nur auf zwei verschiedene Arten dargestellt wird. So kann die Vektordiagraphie im Grunde genommen nichts anderes als konstruktive Darstellungen aus den Elektrokardiogrammen bestätigen. Würde man räumliche Konstruktionen aus Elektrokardiogrammen in sagittalen Ableitungen versuchen, so müßte sich auch dabei grundsätzlich das gleiche ergeben, wie aus unseren Vektordiagrammen. Der Vorteil der räumlich-stereoskopischen Vektordiagraphie liegt natürlich in der Einfachheit und Anschaulichkeit der Darstellung.

Aus den zunächst empirischen Feststellungen über die Zusammenhänge von Elektrokardiogramm und Vektordiagramm ergab sich dann die gegenseitige Ergänzung beider Methoden:

Der klinische Wert der Elektrokardiographie bleibt unberührt, die Vektordiagraphie hat ihre eigenen Aufgaben; sie wird nur einen Teil der bisherigen Aufgaben der Elektrokardiographie übernehmen und damit allerdings dazu führen, daß der für die Elektrokardiographie geeignete Aufgabenkreis deutlicher umschrieben wird. Die *Elektrokardiographie* hat alle zeitlichen Verhältnisse festzustellen: jede Art von Rhythmusstörung, die Breite von QRS als Maß der Ausbreitungszeit der Erregung, den QT-Abstand als Maß für die Erregungsdauer. Ferner gibt das Verhalten von ST und T einen Ausdruck der Erregungsform der Herzmuskelteilchen, der im VD nicht dargestellt wird. Das VD läßt sich nicht auf den einphasischen Aktionsstrom als Grundelement zurückführen. Die *Vektordiagraphie* dagegen wird einen besseren Aufschluß über alles geben, was bisher aus der Höhe und Richtung der Ekg-Zacken gefolgert wurde, also über die Lage des Herzens und der beiden Herzkammern zueinander, über das „Überwiegen" und über das „Überdauern" eines Kammerteiles in der Erregung, über lageändernde Einflüsse (Atmung), über Störungen der Erregungsausbreitung. Darüber hinaus verhilft die Vektordiagraphie zu einer

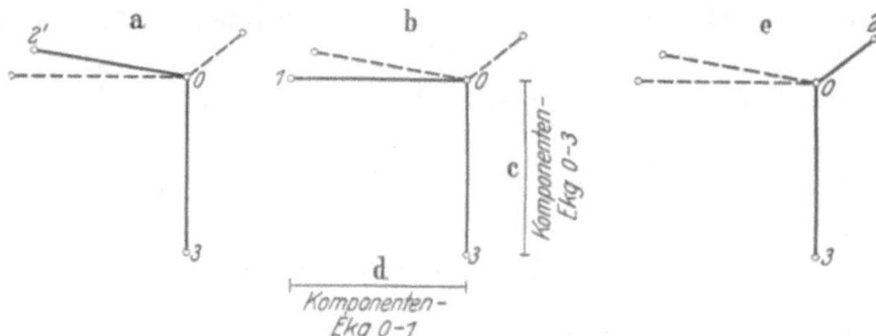

Abb. 27. Schema zur Anordnung der klinischen Vektordiagramme in den Abb. 31—40, 43—65 und 67. a Diagonales VD. b Frontales VD. *Diese beiden Vektordiagramme müssen durch ein Stereoskop betrachtet werden,* sie ergeben das *klinisch-stereoskopische VD.* c und d Die beiden Komponenten-Ekg, die zusammen das frontale VD b ergeben. e Sagittales VD. Die Zusammensetzung von b und e ergibt das räumliche Vektordiagramm (Drahtmodell), das mit dem stereoskopischen Bild aus a und b übereinstimmt.

Klärung strittiger Fragen der Elektrokardiographie, wie umgekehrt das Ekg zum Verständnis des VD beitragen muß.

Trotzdem wir uns in der folgenden klinischen Darstellung auf *Untersuchungen an etwa 500 Gesunden und Kranken* stützen, betrachten wir sie nur als einen Anfang. Die *Methode* steht für uns zur Zeit noch im Vordergrund. Ihre *spezielle* klinische Verwendung im Rahmen der gesamten Untersuchung *eines* Kranken kann sich erst aus viel größerer Erfahrung ergeben.

In den klinischen Abb. 31 ff. zeigt die erste Reihe (Abb. a) das Extremitäten-Ekg; in einigen Abbildungen steht dahinter das Ekg 0—3 in der der Ableitung III entsprechenden Stellung. Die folgenden Reihen (Abb. b usw.) zeigen die Vektordiagramme.

Damit Aufnahme und Anordnung bei den klinischen Abbildungen b richtig verstanden wird, gebe ich in Abb. 27 noch ein Schema dafür, das ich mit den Abb. 31 ff. zu vergleichen bitte.

Abb. 27. Links auf der Abbildung (Figur a) steht das Vektordiagramm, das in der *diagonalen* Ableitung 2'—0—3 aufgenommen ist, in der Mitte (Figur b) das VD in der *frontalen* Ableitung 1—0—3. Diese beiden Vektordiagramme der klinischen Abbildungen müssen durch ein *Stereoskop* betrachtet werden, sie geben die klinisch-stereoskopische Darstellung des VD.

Zur Kontrolle sind in Figur c und d die *Komponenten-Ekg* der Ableitungen 0—3 und 0—1, die zusammen das frontale VD b ergeben, in der richtigen Stellung abgebildet.

Bezüglich der Größe der Ausschläge dieser Ko-Ekg ist zu bemerken, daß sie nicht immer den Maßen des stereoskopischen Vektordiagramms entspricht. Das liegt daran, daß wir die Vektordiagramme in mehreren verschiedenen Verstärkungen aufnehmen, die Ko-Ekg jedoch nur in einer Verstärkung. Sobald ich daher die Vektordiagramme in einer anderen Verstärkung abbilde, als sie der Verstärkung der Ko-Ekg entspricht, ergeben die Abbildungen die genannten Differenzen. Das wirkt auch nicht störend, sobald man nämlich nach kurzer Übung die gedankliche Übertragung der Ko-Ekg auf das VD zustande bringt. Auch die beiden Ko-Ekg untereinander sind bezüglich der Ausschlagsgrößen nicht streng vergleichbar, da sie nicht gleichzeitig, sondern nacheinander geschrieben sind.

Die Figur e zeigt schließlich das Vektordiagramm aus der *sagittalen* Ableitung 2—0—3. Wenn man das frontale VD b und das sagittale VD e gedanklich zu einem räumlichen Bild zusammensetzt, entsprechend unseren Drahtmodellen (Abb. 10), so ist dieses identisch mit dem stereoskopischen Bild (a und b). Oder: Das Vektordiagramm e stellt die Seitenansicht des stereoskopischen VD dar.

Das sagittale Vektordiagramm e ist mit der gleichen Verstärkung geschrieben, wie die stereoskopischen Vektordiagramme, aber es ist nicht gleichzeitig mit ihnen aufgenommen. Wenn die vertikalen Maße der Vektordiagramme b und e, die ja bei gleichzeitiger Schreibung *genau* übereinstimmen müßten, bisweilen diese strenge Übereinstimmung vermissen lassen, so liegt das daran, daß die Aufnahmen nicht in genau derselben Atemphase erfolgten. Das Ko-Ekg 0—3 stellt die senkrechte Komponente auch des sagittalen Vektordiagramms dar, da es sich ja um die gleiche Ableitung 0—3 handelt, wie bei den frontalen und diagonalen Vektordiagrammen. Es gilt hier also auch das soeben Gesagte: wenn die senkrechte Komponente mit der Höhe des VD nicht übereinstimmt, so liegt das daran, daß eine andere Verstärkung benutzt worden ist.

In den Unterschriften zu den klinischen Abbildungen sind die Verstärkungsstufen des Siemens-Apparates angegeben, mit welchen die betreffenden Vektordiagramme angefertigt sind.

Zu der Reproduktion der Vektordiagramme ist zu bemerken, daß sie teilweise etwas nachgezeichnet werden mußten, und daß der Lichthof um den Nullpunkt retouchiert wurde. Denn bei einfacher Kopierung auf lichtempfindliches Papier hat sich die für den Druck nötige Deutlichkeit nicht erreichen lassen. Bei *Betrachtung der Originalfilme im durchfallenden Licht* ist der Kurvenzug genau so klar, wie hier in der Reproduktion.

I. Das normale Vektordiagramm.

Die in diesem Abschnitt darzulegenden empirisch gefundenen Kennzeichen sind an den Vektordiagrammen von nunmehr etwa 200 herzgesunden Menschen festgestellt (s. auch SCHELLONG, SCHWINGEL und HERMANN).

1. Normale Herzlagen und Steillagen.

Für das VD herzgesunder Personen mit normaler Herzlage lassen sich bei den geschilderten Ableitungen *bestimmte Merkmale* feststellen. Sie betreffen das Kammer-VD, also die *QRS-Schleife* und die *T-Schleife*. Sie sagen etwas aus
a) über den Umlaufsinn und über die Ebene, in der die QRS-Schleife verläuft;
b) über die räumliche Lage der T-Schleife zu der QRS-Schleife.
Ich will diese Merkmale an den schematischen Abb. 28, 29 und 30 darlegen.

a) Die QRS-Schleife.

Der Umlaufsinn der Schleifen des VD ist aus den Ko-Ekg zu bestimmen, wie in Kap. B I 2 schon ausführlich dargestellt.

Die Abb. 28—30 sind zur leichteren Orientierung mit einem Bezugskreuz versehen, dessen Schnittpunkt mit dem Nullpunkt des Vektordiagramms zusammenfällt. Die frontale Fläche wird dadurch in 4 Quadranten geteilt, durch die das VD hindurchläuft.

Die Bezeichnung rechts und links im V D entspricht stets der rechten und linken Körperseite.

Man betrachte zunächst das rechts abgebildete Vektordiagramm der Abb. 28 ohne Stereoskop, also in rein *frontaler* Projektion. Der Q-Anteil tritt nach oben

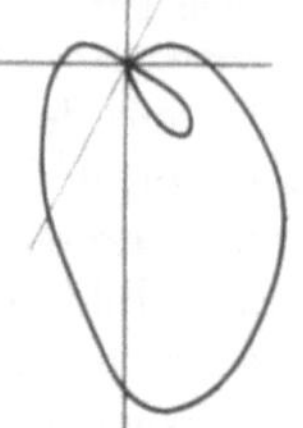
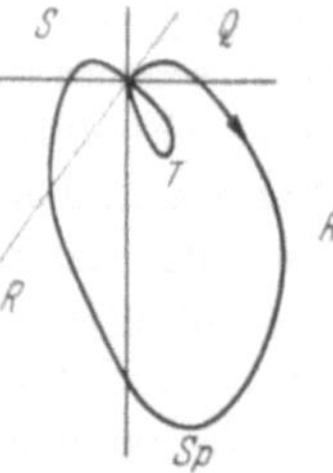

Abb. 28. Stereoskopische Darstellung eines normalen Vektordiagramms (schematisch). *Durch ein Stereoskop zu betrachten!* Erläuterung im Text.

in den linken oberen Quadranten, dann biegt die Schleife nach unten in den linken unteren Quadranten, bildet hier die Spitze Sp, tritt dann nach aufwärts

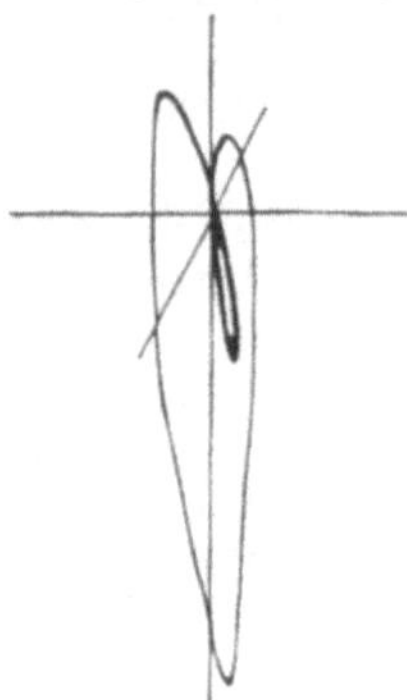
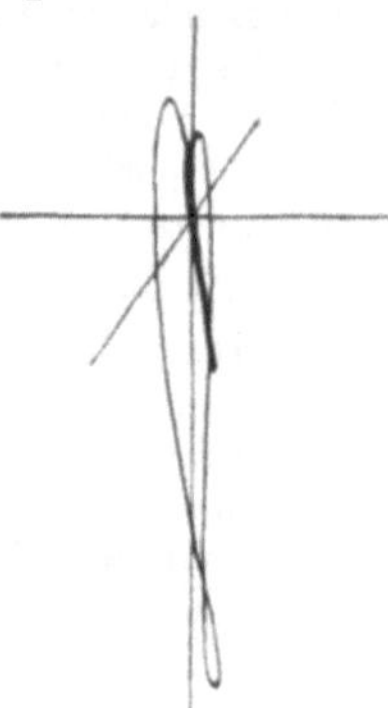

Abb. 29. Stereoskopische Darstellung eines normalen Vektordiagramms, fast in der Sagittalebene (schematisch). Erläuterung im Text.

in den rechten unteren, dann in den rechten oberen Quadranten, um dann von rechts oben her an den Nullpunkt zurückzutreten.

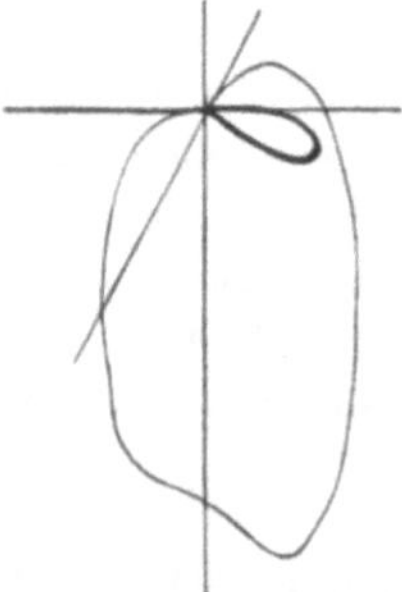
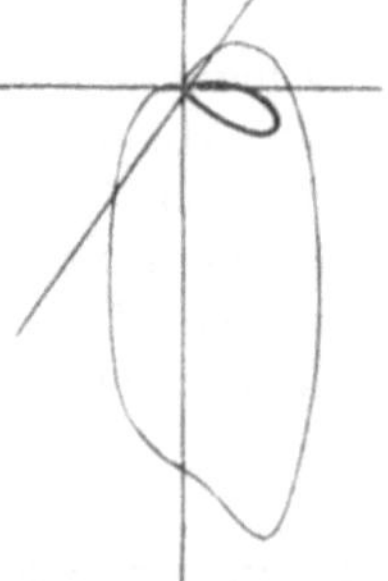

Abb. 30. Stereoskopische Darstellung eines normalen Vektordiagramms in der Diagonalebene (schematisch). Erläuterung im Text.

Wenn man die frontale Ansicht der Abb. 29 und 30 betrachtet, so sieht man, daß der Q- und S-Teil mehr oder weniger über die Horizontale erhoben sein kann; die Spitze Sp kann mehr oder weniger weit von der durch den Nullpunkt gehenden Senkrechten entfernt liegen (sie kann auch im rechten unteren Quadranten liegen). In Frontalprojektion kann die Schleife QRS mehr oder weniger breit sein, ihr absteigender und aufsteigender Schenkel können sich überschneiden (Abb. 29) und dadurch, frontal gesehen, eine „Öse" bilden.

Die Frontalprojektion kann also recht verschieden aussehen und ist deshalb allein nicht charakteristisch, *zur Beurteilung eines V D genügt sie nicht. Ausschlaggebend ist vielmehr das räumlich-stereoskopische Bild, welches die Verschiedenheit der Frontalansichten dahin aufzuklären vermag, daß es sich um Drehungen der Ebene von QRS handelt.*

Man muß also die Abbildungen nunmehr *durch ein Stereoskop* betrachten. Zur besseren Darstellung habe ich durch den Nullpunkt noch eine weitere Gerade gezogen, welche sagittal zu denken ist; es entsteht ein räumliches Koordinatensystem, in welchem 4 Quadranten vor einer mittleren Frontalebene und 4 Quadranten hinter dieser Frontalebene liegen.

Die Abb. 28 zeigt bei Betrachtung durch ein Stereoskop folgendes. Der Schleifenteil Q ist nach links und oben gerichtet, er springt dabei nach *vorn;* auch der abwärts gerichtete Schleifenteil von R springt zunächst noch weiter vor, um dann in bogenförmigem Verlauf hinter die Frontalebene zurückzutreten. Die Spitze Sp liegt *hinten* im linken unteren Quadranten. Der aufsteigende Teil von R tritt dann allmählich weiter nach vorn; er gelangt *von hinten* aus dem rechten oberen Quadranten an den Nullpunkt zurück.

In Abb. 29 springt Q und der absteigende Teil von R nur ein wenig nach links, aber *stark nach vorn* vor, die Spitze tritt bereits in die Frontalebene zurück, der aufsteigende Teil von R liegt *weit hinten* und der S-Teil gelangt von weit hinten und oben rechts zum Nullpunkt zurück. Dadurch wird das Verhalten der frontalen Projektion geklärt; nur in der Frontalansicht erscheint die QRS-Schleife schmal, bei stereoskopischer Betrachtung aber erkennt man, daß sie ebenso „weit offen" ist, wie die QRS-Schleife der Abb. 28; nur liegt sie fast in einer Sagittalebene.

Das VD Abb. 30 liegt in einer Diagonalebene, der S-Anteil der Schleife erreicht nicht den linken oberen Quadranten, sondern tritt vom linken unteren Quadranten, und zwar von hinten an den Nullpunkt zurück.

Wenn ich davon spreche, daß der S-Teil der QRS-Schleife „zum Nullpunkt" zurücktritt, so ist dabei noch die Einschränkung zu machen, daß gelegentlich die S-Schleife nicht ganz den Nullpunkt erreicht, sondern an diesem vorbei in die T-Schleife übergeht. Das ist dann der Fall, wenn im Komponenten-Ekg das ST-Stück nicht genau auf der Nullinie liegt, sondern darüber oder darunter. Schreibt das ST-Stück des Ekg (auf bewegtem Film) eine horizontale Linie, so zeichnet das Vektordiagramm (auf stehendem Film) einen Punkt. Liegt das ST-Stück des Ko-Ekg auf der Nullinie, so liegt der betreffende Teil des V D im Nullpunkt; liegt aber das ST-Stück des Ko-Ekg oberhalb oder unterhalb der Nullinie, so liegt der ST-Teil des V D oberhalb oder unterhalb oder seitwärts vom Nullpunkt. Wenn wir also von der Rückkehr zum Nullpunkt sprechen, so beziehen wir das auch auf die Rückkehr zu einem ST-Punkt oder einer kurzen ST-Strecke, die nicht genau mit dem Nullpunkt des gedachten Koordinatensystems zusammenfällt. Die Erkennung dieser Dinge bereitet übrigens keinerlei Schwierigkeiten, ich wollte nur darauf hinweisen, um jedes Mißverständnis auszuschließen.

Wenn ich von der *Ebene der QRS-Schleife* spreche, so handelt es sich nicht um eine Ebene im strengen Sinne, sondern um eine „*Hauptebene*", die wohl in sich ein wenig torquiert sein kann, namentlich in ihrem Spitzenteil. In Abb. 29

ist das in dem äußersten Spitzenteil der Fall, ebenso in Abb. 39 b und 22, obere
Reihe. Manchmal erscheint die Ebene der QRS-Schleife ein wenig gewellt.

Wie die Abbildungen zeigen, bildet die QRS-Schleife in ihrer Hauptebene
eine Art *Ellipse, gewöhnlich von ziemlich stetigem Verlauf.* Die Linienführung kann
aber gelegentlich *Ein- oder Ausbuchtungen* zeigen, die wir auf Grund unserer
Erfahrungen dann als normal betrachten, wenn sie erstens einen nur flach-
bogenförmigen Verlauf zeigen und zweitens aus der Hauptebene nicht wesentlich
herausfallen. Eine solche flache Einbiegung innerhalb der QRS-Ebene zeigt die
schematische Abb. 30 da, wo sich die QRS-Schleife nach Bildung des Spitzen-
teiles nach hinten und aufwärts wendet. Auch die Abb. 34 b zeigt eine solche

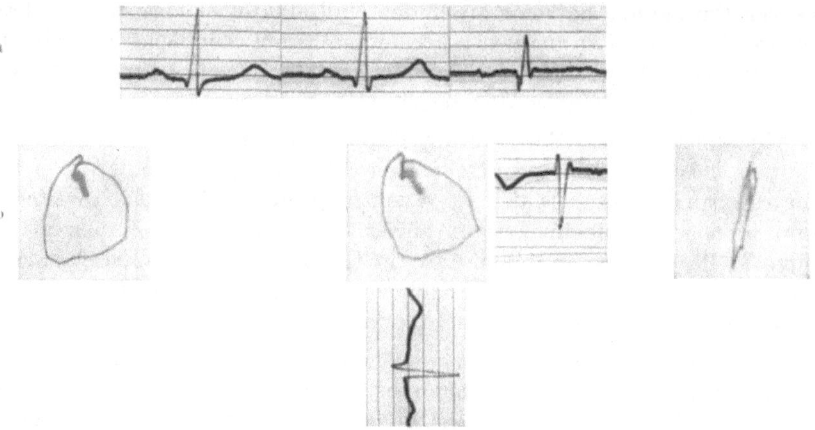

Abb. 31 a und b. a Extremitäten-Elektrokardiogramme. b Normales VD. Verstärkerstufe 4.

flach-bogenförmige Ausbuchtung, die aus der Hauptebene nicht herausfällt.
Ausbuchtungen jedoch, die aus der Hauptebene wesentlich heraustreten, sind
Zeichen einer Reizleitungsstörung. Darauf komme ich noch ausführlich zurück.

Somit ergeben sich folgende Merkmale des normalen Vektordiagramms:

Die QRS-Schleife liegt in einer Ebene, so daß kein Teil dieser Schleife aus
dieser Hauptebene irgendwie erheblich herausgebogen ist. Sie kann dabei
flache Ein- oder Ausbuchtungen zeigen.

Q und der Beginn von R verlaufen innerhalb dieser Ebene zunächst in die
vorderen, links gelegenen Quadranten, und da QRS in einer Ebene liegt, tritt
der S-Teil meist aus einem der hinteren rechts gelegenen Quadranten zum Nullpunkt zurück, meist von oben, wie in Abb. 28 und 29, gelegentlich von der Seite
und unten, wie es Abb. 30 zeigt.

Die Ebene des VD kann mehr in einer Frontalebene (Abb. 28) oder Diagonalebene (Abb. 30) oder Sagittalebene (Abb. 29) liegen. Die „Grenzfälle" sind etwa
durch die Abb. 31 und 40 gegeben: in Abb. 31 zeigt die QRS-Schleife in der
Frontalprojektion den größten Umfang, weil sie der Frontalebene zugewandt
ist. In Abb. 40 ist die QRS-Ebene schon etwas über die Sagittalebene hinaus
gedreht, so daß in der Frontalansicht QRS entgegen dem Uhrzeigersinne verläuft. Das Charakteristische ist immer, daß der absteigende Schenkel der R-
Schleife räumlich *vor* dem aufsteigenden liegt. Davon kann man sich an allen
Sagittalaufnahmen der Abb. 31—40 überzeugen.

Nicht normal dagegen wäre es, wenn in den Abb. 28—30 der Q-Anteil nach hinten zurückspringen würde und der aufsteigende Teil von R bzw. S von vorn zum Nullpunkt zurückkehren würde. Der Spielraum für die Ebene des normalen VD zwischen der Frontal- und der Sagittalebene ist durch einen Winkel von etwa 90⁰ begrenzt.

Hinzufügen möchte ich, daß die Rückkehr von S zum Nullpunkt von hinten kein Merkmal ist, das für sich allein gilt. Man muß es im Zusammenhang mit

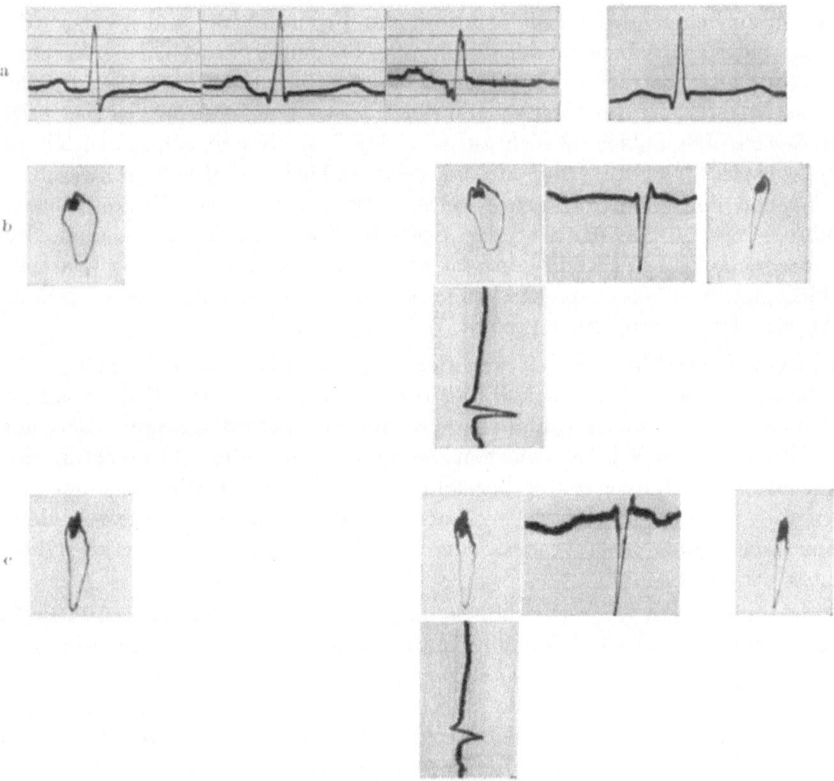

Abb. 32a—c. a Extremitäten-Elektrokardiogramme und Ekg in Ableitung 0—3. b Normales VD. c VD bei tiefer Einatmung. Verstärkerstufen 3.

der Lage der Ebene betrachten. So ergeben z. B. die Abb. 31 b und 34 b und c, daß der S-Anteil, eben bevor er von oben zum Nullpunkt zurücktritt, noch etwas nach vorne tritt, was auch aus den sagittalen Aufnahmen deutlich hervorgeht. Das ist natürlich nicht „pathologisch", sofern die anderen Merkmale erfüllt sind.

Einschalten möchte ich hier die Bemerkung, daß die Bestimmung des Umlaufsinnes aus den Ko-Ekg nur für den Anfang etwas mühsam erscheint. Bei einiger Übung aber ist man bald soweit, daß man die Ko-Ekg nur für schwierigere Fälle von Reizleitungsstörungen usw. gebraucht, sonst aber den Vektordiagrammen ohne weiteres „ansieht", welchen Umlaufsinn sie haben. Das gilt auch für Querlagen, Links- und Rechtstypen usw. Es kommt, wie bei jeder Methode, nur auf die Übung an.

Für die räumliche Lage der QRS-Ebene gesunder Herzen sind Thoraxbau und Herzlage weitgehend verantwortlich. Bei Steillagen des Herzens liegt die QRS-Ebene häufig sagittal. Ob die Lage der Ebene bei gesunden Herzen auch mit der Funktion des Herzens zusammenhängt, kann erst bei großer Erfahrung entschieden werden.

Eine deutliche Abhängigkeit von der Lage des Herzens zeigt die Lage der *Diagrammspitze Sp* oder, wenn eine eigentliche Spitze nicht ausgesprochen ist, die Lage des unteren Bogenteiles. Dieser Spitzenteil kann mehr nach vorne oder nach hinten zu liegen, meist liegt er hinter der Frontalebene, und zwar so, daß der Winkel der Vektorebene zu der durch den Nullpunkt gezogenen Senkrechten zwischen 0 und 45⁰ beträgt (Abb. 29 und 28). Der Spitzenteil liegt aber gewöhnlich auf der linken Seite, und hier scheint der *Abstand von der durch den Nullpunkt gelegten Senkrechten* aufschlußreich zu sein: bei langem und schmalem Thorax ist dieser Abstand fast Null (Abb. 29), bei breitem Thorax und hohem Zwerchfellstand dagegen liegt der Spitzenteil weiter links außen. Der Winkel, den die Verbindungslinie 0—Sp (das ist der „*Spitzenvektor*") zu der durch den Nullpunkt gezogenen Senkrechten bildet, ist also stark von der anatomischen Herzlage abhängig: Steillagen ergeben einen kleinen Winkel und, wie vorgreifend bemerkt sei, Querlagen einen großen Winkel.

Man kann diese Abhängigkeit von der Lage natürlich auch durch das Verhalten des „Winkels α" ausdrücken, der für das Dreieckschema Bedeutung hat. Wir können das auf unser räumlich gewonnenes Vektordiagramm übertragen und als Winkel α den Winkel zwischen der durch den Nullpunkt gelegten Horizontalen und dem Spitzenvektor bezeichnen. Dann ist der Winkel α bei Steillagen groß — in Abb. 29 fast 90⁰ —, bei Normallagen kleiner und noch kleiner bei Querlagen, ganz entsprechend den aus dem Dreieckschema seit langem bekannten Ergebnissen.

Empirisch hat man gefunden, daß *Steillagen* des Herzens im *Extremitäten-Ekg* gekennzeichnet sind durch eine nur kleine R-Zacke in Ableitung I im Verhältnis zu der R-Zacke III. Daß es sich dabei um keine strengen Beziehungen handelt, geht schon daraus hervor, daß die Spitzen der beiden R-Zacken nicht immer zeitlich zusammenfallen. Für das Dreieckschema dürfen nicht die Spitzen der Zacken, sondern nur zeitlich koordinierte Punkte verwandt werden. So ergeben sich gewisse Beziehungen zwischen unserem Vektordiagramm und dem Extremitäten-Ekg: wenn man aus diesem bei einfacher Betrachtung (ohne Konstruktion) eine Normallage oder Steillage erschließt, wird das durch das Vektordiagramm vielfach bestätigt, immer jedenfalls aufgeklärt, und zwar ganz besonders auch im räumlichen Verhalten.

In den Abb. 31—34 handelt es sich nach dem Extremitäten-Ekg zu urteilen, um „*Normallagen*". Das wird durch das Vektordiagramm veranschaulicht. Der Spitzenvektor ist in den linken unteren Quadranten, und zwar nach hinten gerichtet, die Vektorspitze Sp hat noch einen gewissen Abstand von einer Senkrechten, die man sich durch den Nullpunkt nach Art der Abb. 28 gelegt denken muß.

Bei den Abb. 36 und 37 handelt es sich sowohl nach Extremitäten-Ekg wie nach VD um *Steillagen.* Der Spitzenvektor liegt in der Mittellinie, ja er ist eher etwas in den *rechten* unteren Quadranten gerichtet, dabei liegt Sp ebenfalls etwas nach hinten zu. Auch sind diese QRS-Schleifen ziemlich schmal im Verhältnis zur Länge, und zwar nicht etwa in der Frontalprojektion, darauf kommt es nicht an, sondern im räumlichen Bild.

Abb. 38 zeigt eine Steillage, bei der die QRS-Schleife in der Sagittalebene steht, aber keineswegs so schmal ist, wie sie in Frontalprojektion erscheinen möchte.

Besonders schmal ist die QRS-Schleife in Abb. 39. Hier handelt es sich ebenfalls um eine ausgesprochene Steillage. Ich werde noch weiter unten auf die Veränderungen dieses Vektordiagramms bei den Atembewegungen eingehen.

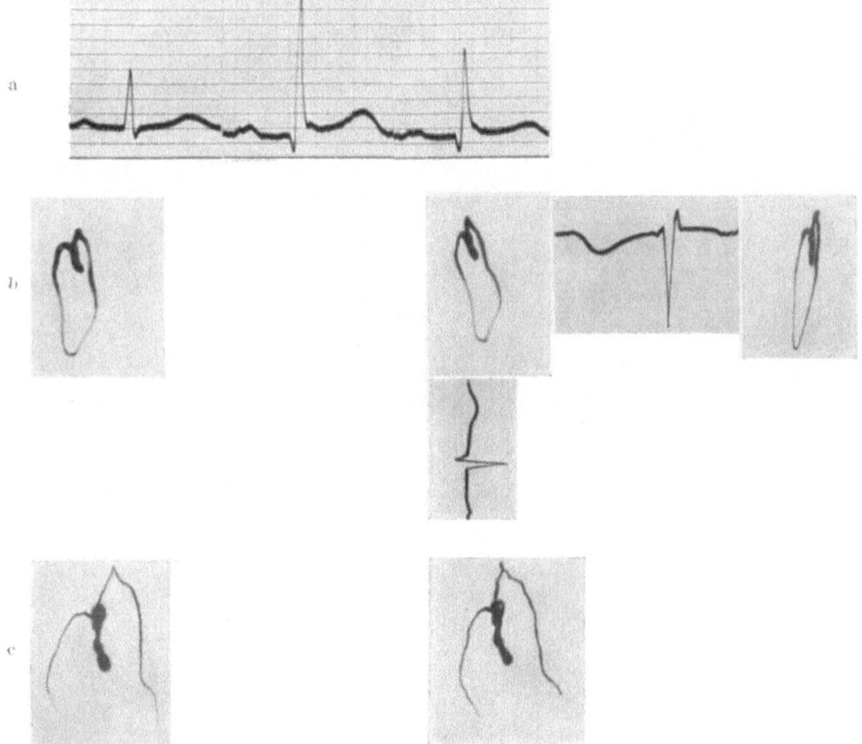

Abb. 33 a—c. a Extremitäten-Elektrokardiogramm. b Normales V D. Verstärkerstufe 3. c Verstärkerstufe 5.

Abb. 40 ist wieder eine Normallage, da der Spitzenvektor etwa die Richtung hat wie in Abb. 32 und 33. Die Ebene ist hier schon über die Sagittalebene hinaus gedreht, der aufsteigende Ast von R liegt links und hinter dem absteigenden Ast. Dabei ist die QRS-Schleife keineswegs schmal, sondern nach hinten zu ziemlich weit ausgebogen. Wenn man sich die Lage der QRS-Ebene in den Abb. 38 und 40 allein durch die anatomische Herzlage erklären will, so müßte man schließen, daß das Herz um seine Längsachse etwas gedreht ist. Aber es ist uns noch fraglich, ob man so spezielle Schlüsse ziehen darf, da die Lage der Vektorspitze Sp ja nicht etwa der Lage der anatomischen Herzspitze entspricht. Zudem muß das Verhältnis der Muskelmasse beider Ventrikel das Lagenverhältnis und die Funktion, damit auch den Verlauf der V D-Schleife beeinflussen.

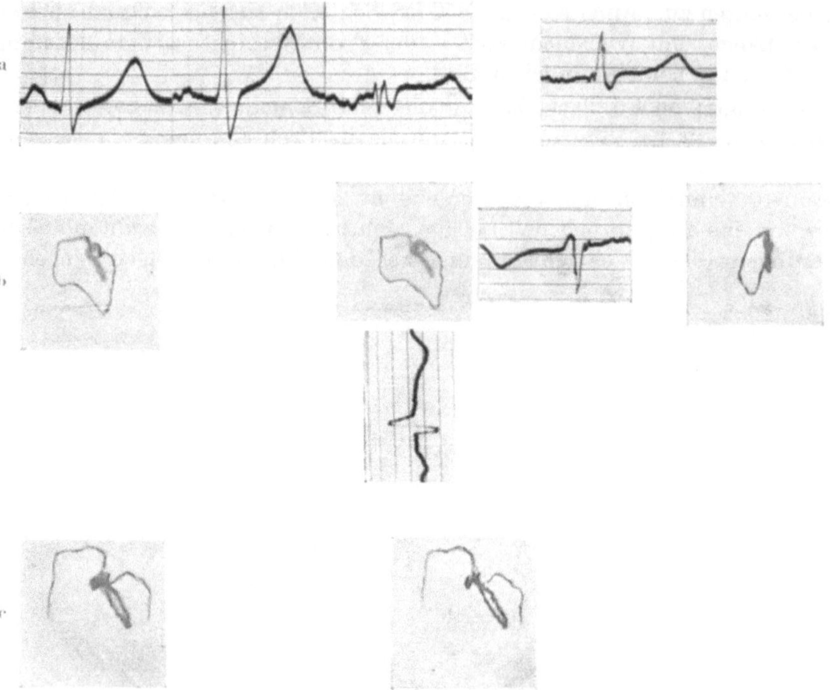

Abb. 34a—c. a Extremitäten-Elektrokardiogramme und Ekg in Ableitung 0—3. b Normales V D.
Verstärkerstufe 4. c Verstärkerstufe 6.

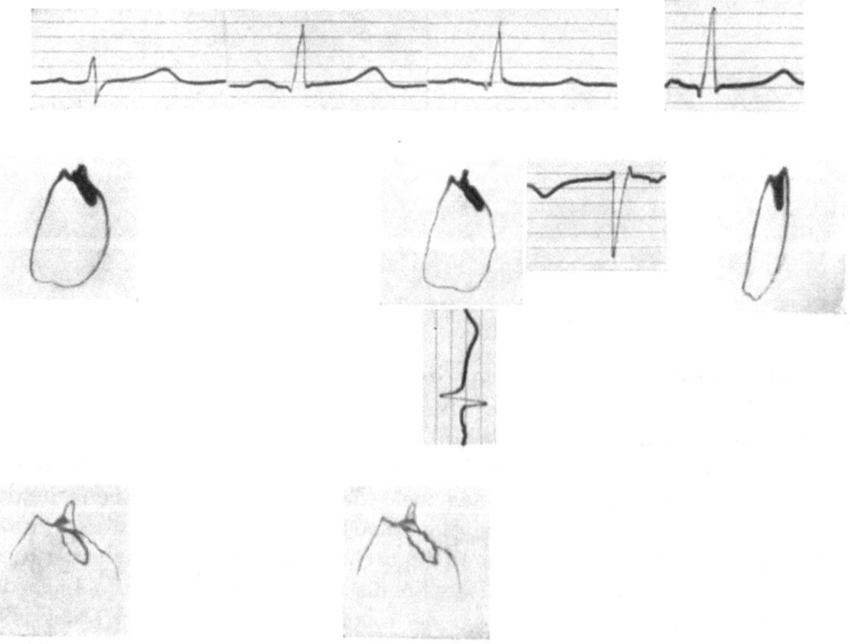

Abb. 35a—c. a Extremitäten-Elektrokardiogramme und Ekg in Ableitung 0—3. b Normales V D.
Verstärkerstufe 3. c Verstärkerstufe 6.

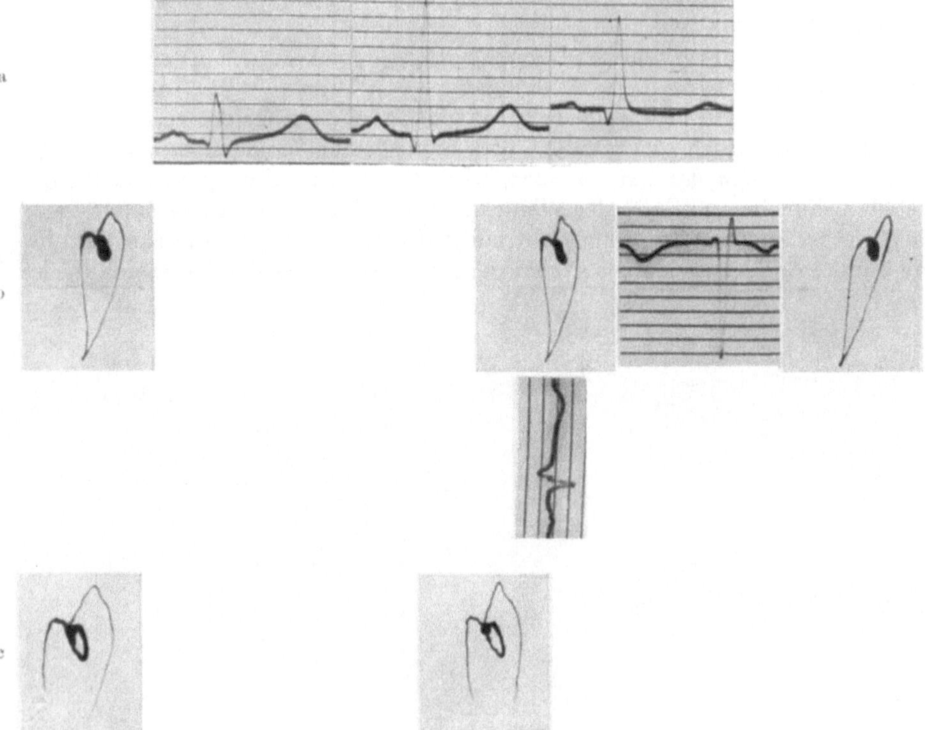

Abb. 36a—c. a Extremitäten-Elektrokardiogramme. b Normales VD. Steillage, Verstärkerstufe 3.
c Verstärkerstufe 5.

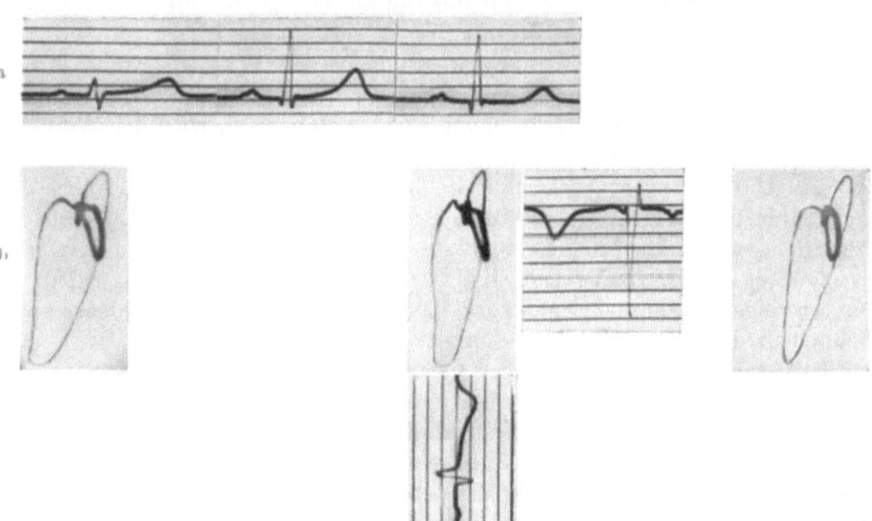

Abb. 37a und b. a Extremitäten-Elektrokardiogramme. b Normales VD. Steillage. Verstärkerstufe 3.

Kurzum: wir können hier nicht sagen, wodurch die sagittale Lage der VD-Schleifen verursacht ist.

Gut und einwandfrei kommen Lageänderungen zum Ausdruck in der *Änderung des Vektordiagramms bei tiefer Einatmung.*

Da das Zwerchfell im Inspirium tiefer tritt, wird die Lage der anatomischen Herzachse bekanntlich so verändert, daß sie mehr der Senkrechten angenähert wird. Im *Verhalten des Spitzenvektors* wird die *Achsenänderung* sehr deutlich, er stellt sich mehr senkrecht, der Winkel α wird größer, wie ja schon EINTHOVEN am Dreieckschema zeigte. Dabei läßt nun das räumlich-stereoskopische VD oft eine weitere Änderung deutlich erkennen: eine *Drehung der QRS-Ebene*, die sich

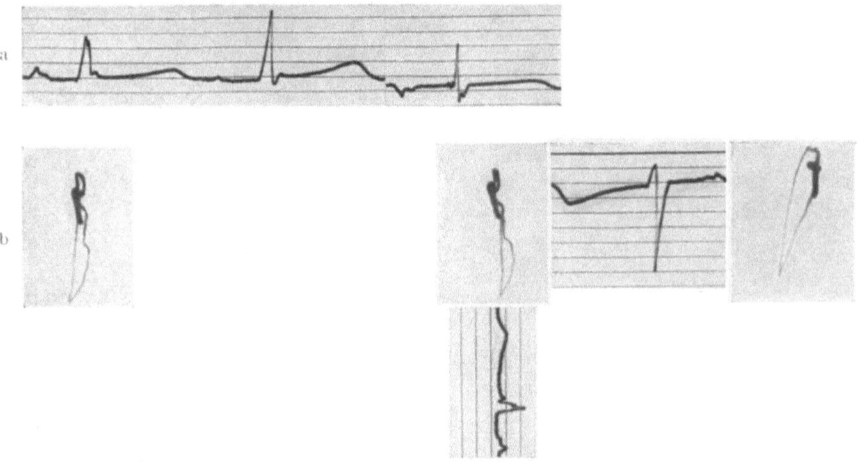

Abb. 38 a und b. a Extremitäten-Elektrokardiogramme. b Normales V D. Verstärkerstufe 4.

mehr sagittal einstellt. Drittens wird die Ellipse der QRS-Schleife gewöhnlich beträchtlich schmäler, sie „*streckt sich*".

Natürlich müssen diese Atmungsänderungen des Vektordiagramms verschieden stark ausfallen, je nach der schon bei ruhiger Atmung vorhandenen räumlichen Lage. Bei einer Steillage, wie in Abb. 29 gezeigt, wird der Winkel α sich nicht mehr viel ändern können.

In der Abb. 32 c sieht man eine solche atmungsbedingte Änderung: der Spitzenvektor ist im Inspirium senkrecht nach unten gerichtet, da auch die Spitze Sp etwas nach vorn getreten ist. Die Ebene der QRS-Schleife tritt etwas mehr in die Diagonalebene, d. h. sie dreht sich um ihre Längsachse so, daß der absteigende Ast mehr nach vorn, der aufsteigende mehr nach hinten tritt. Schließlich wird die QRS-Schleife schmäler.

Ich habe schon in Kap. B I 4, S. 13 darauf hingewiesen, daß nacheinander aufgenommene Vektordiagramme sich einander nie genau gleichen, weil sie schon *bei ruhiger Atmung* lagebedingte Änderungen zeigen. Diese können mehr oder weniger stark sein. Die Abb. 39 b—e zeigt solche Änderungen. Man sieht vier verschiedene Vektordiagramme, die sich in der Richtung des Spitzenvektors unterscheiden; deutlicher noch sind die Unterschiede in der *Ebene* der QRS-Schleife, die in Abb. 39 b ziemlich sagittal gerichtet ist und in den Abbildungen c, d und e sich mehr in eine diagonale Ebene dreht.

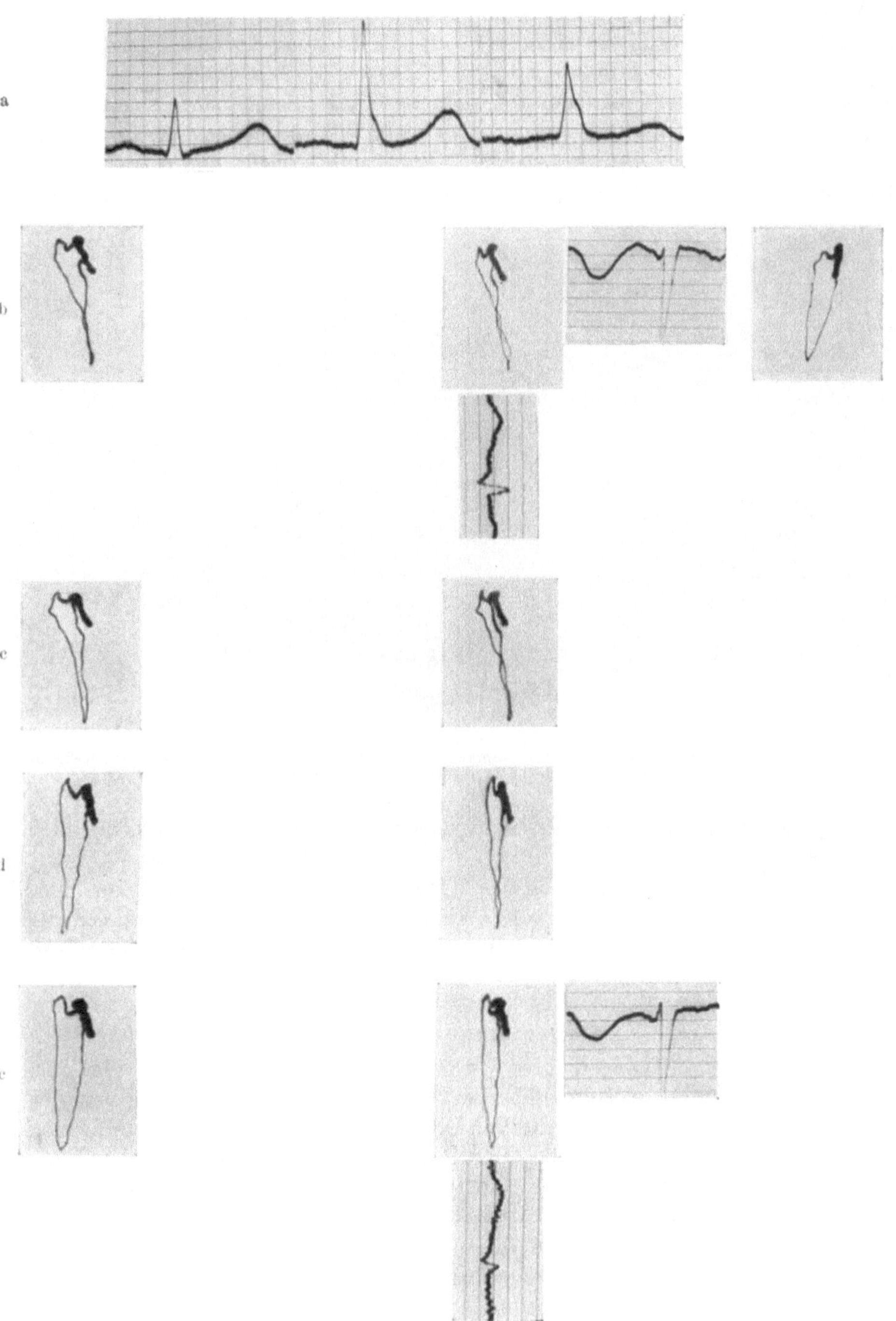

Abb. 39a—e. a Extremitäten-Elektrokardiogramme. b—e Normales V D, mehrere Aufnahmen bei gewöhnlicher Atmung. Verstärkerstufe 4.

Auch auf die Abb. 43 sei hier schon hingewiesen. Man sieht hier ebenfalls bei ruhigen Atembewegungen (Abb. 43b—d) eine Drehung der QRS-Ebene nach der Sagittalebene zu. In Abb. 35e ist tief inspiriert, hier ist die Drehung der Ebene am stärksten. Auch der Spitzenvektor ist hier mehr der Senkrechten angenähert.

Den Abb. 39 und 43 sind die Abb. 14a und b entnommen. Diese sollten den Pseudoeffekt bei stereoskopischer Betrachtung zeigen, den man erhält, wenn man die beiden Stereogramme nicht gleichzeitig aufnimmt. Auf die

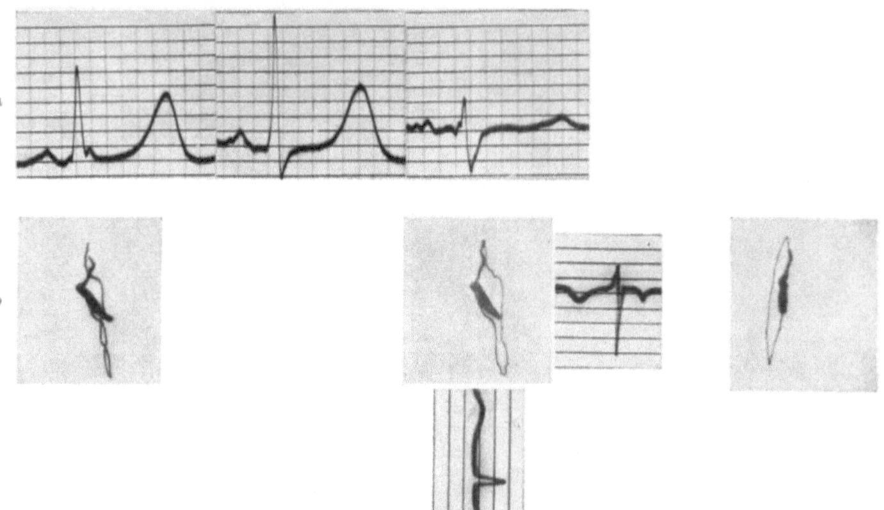

Abb. 40a und b.   a Extremitäten-Elektrokardiogramme.   b Wahrscheinlich normales VD.   QRS-Schleife verläuft entgegen dem Uhrzeigersinne. Verstärkerstufe 5.

Fehler solcher Nichtbeachtung der Atemphasen sei hier noch einmal ausdrücklich hingewiesen.

Bei Querlagen ist die Änderung des VD durch Inspiration viel stärker. Das ist später zu besprechen. Ich erwähne aber jetzt schon, daß der Vergleich der beiden Vektordiagramme bei ruhiger Atmung und im tiefen Inspirium bedeutungsvolle klinische Schlüsse zuläßt.

b) Die T-Schleife und ihre Lagebeziehung zur QRS-Schleife.

Die T-Schleife wird wegen ihrer verhältnismäßigen Kleinheit oft von dem Lichthof des BRAUNschen Rohres überdeckt. In diesem Falle ist es zur genauen Erkennung der T-Schleife nötig, die Vektordiagramme mit größerer Verstärkung zu schreiben, so daß dann zwar die QRS-Schleife auf dem Film nicht mehr Platz hat, aber dafür Einzelheiten der „Mitte" des VD deutlich werden. Solche Verstärkungen sind z. B. in den Abb. 33c, 34c und 35c wiedergegeben.

Die T-Schleife schreibt wegen ihres verhältnismäßig langsamen Umlaufes eine dicke Linie. Sie liegt in einer Ebene; Ausbuchtungen haben wir bisher nicht beobachtet. Ich will die Merkmale zunächst wieder an den schematischen Abb. 28—30 und nunmehr auch Abb. 41 erläutern.

Bei normalen Herzen liegt die *T-Schleife* — die im Sinne des Uhrzeigers rotiert — meist *innerhalb der QRS-Schleife* und wird von dieser sozusagen *eingerahmt.* Häufig ist es sogar so, daß die T-Schleife in der gleichen Ebene liegt wie die QRS-Schleife, jedenfalls nur wenig aus dieser Ebene herausspringt, wie in Abb. 28 und 30. Liegt die QRS-Ebene mehr sagittal, so ist dies Herausspringen manchmal deutlicher (aber nicht stärker) als bei diagonaler oder mehr frontaler Lage. Man erkennt die geringe seitliche Neigung der T-Ebene zu der QRS-Ebene z. B. in Abb. 39, 40 oder in Abb. 61, während sie in der schematischen Abb. 29 sowie in der klinischen Abb. 38 mit der QRS-Ebene zusammenfällt.

Von gleicher Wichtigkeit ist ein anderes Merkmal: nämlich *die Richtung, aus der die T-Schleife zum Nullpunkt zurückkehrt.* Diese Richtung hat eine bestimmte *räumliche Lagebeziehung* zum S-Vektor, und zwar so, daß eine gedachte *Verlängerung des rückläufigen Teiles der T-Schleife über den Nullpunkt hinaus in die Gegend des S-Anteiles hinweist.* Unter „Gegend" verstehe ich einen Raumwinkel von etwa 45°. Ich will das an der schematischen Abb. 41 erläutern.

In Abb. 41 rotiert die QRS-Schleife, frontal gesehen, im Sinne des Uhrzeigers; es ist nur der obere Teil der QRS-Schleife dargestellt. Bei Betrachtung

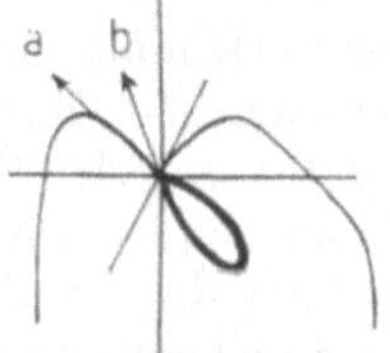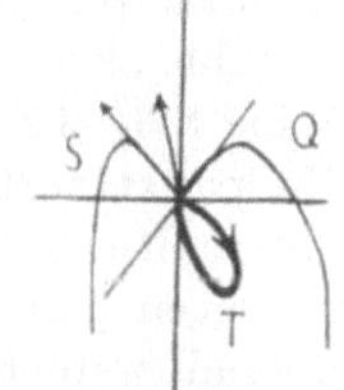

Abb. 41. Schematische stereoskopische Darstellung zur Erläuterung der normalen Lagebeziehungen zwischen T-Vektor und S-Vektor. Erläuterung im Text.

durch ein Stereoskop sieht man, daß die QRS-Schleife in einer Diagonalebene liegt. Der Pfeil a gibt die Richtung des S-Vektors an; er ist nach rechts oben und hinten gerichtet. Die T-Schleife rotiert, wie meist, im Sinne des Uhrzeigers. Verlängert man den rückläufigen Teil über den Nullpunkt hinaus (Pfeil b), so gelangt man gleichfalls in den rechten oberen Quadranten nach hinten.

Ich möchte einschalten, daß der Umlaufsinn der T-Schleife ebenso aus dem Ko-Ekg zu bestimmen ist wie der Umlaufsinn der QRS-Schleife. Wir sind aber zu der Auffassung gekommen, daß die Bestimmung des Umlaufsinnes nicht so wesentlich ist, wenn die T-Schleife schmal ist. Man erhält dann die beschriebene Lagebeziehung zu dem S-Vektor ebensogut, wenn man den äußersten Punkt der T-Schleife mit dem Nullpunkt verbindet und sich die Verlängerung dieser Geraden, also des T-Vektors, über den Nullpunkt hinaus vorstellt. In anderen Fällen freilich (Abb. 60 und 62) muß man den rückläufigen Teil *genau* bestimmen. Auch hier gilt, daß man bei einiger Übung die Lagebeziehung ohne weiteres feststellen kann.

Somit sind *die wesentlichen Kennzeichen einer normalen T-Schleife,* daß sie von der QRS-Schleife sozusagen eingerahmt wird, zu der QRS-Ebene nur eine geringe Neigung hat, und daß die Verlängerung des T-Vektors (genauer: seines rückläufigen Teiles) über den Nullpunkt hinaus mit dem S-Vektor innerhalb eines Raumwinkels von etwa 45° liegt. Das beinhaltet die empirisch weiter feststellbare Tatsache, daß die QRS-Schleife bei normalen Herzen und Herzlagen gewöhnlich in den linken unteren Quadranten oder senkrecht nach unten, jedenfalls nicht in den rechten unteren Quadranten gerichtet ist.

Auch hier will ich ein Gegenbeispiel nennen. Die Lage der T-Schleife wäre nicht normal, wenn sie z. B. in Abb. 30 im *rechten* unteren Quadranten läge, während ein solcher Verlauf in Abb. 29 nicht pathologisch wäre, weil die T-Schleife dann immer noch von der QRS-Schleife eingerahmt würde. Vollends abnorm wäre es, wenn die T-Schleife in den Abb. 28—30 in einen der *oberen* Quadranten, sei es nach vorne oder nach hinten, gerichtet wäre. Dann wäre sie aus der QRS-Schleife „herausgeklappt"; auf die Bedeutung eines solchen Befundes wird bei Besprechung der pathologischen VD eingegangen.

Die empirisch gefundenen normalen Lagebeziehungen zur QRS-Schleife sind an den klinischen Abb. 31—40 erkennbar. In der Abb. 39 ist der S-Anteil der rechts höchstgelegene Bogenteil, auch hier stimmt also die Lagebeziehung. Aber selbst wenn man darüber in Zweifel wäre, treffen die anderen Merkmale zu: daß nämlich die T-Schleife von der QRS-Schleife eingerahmt wird — wenn man sich nämlich das VD von der Seite gesehen denkt —, daß die T-Schleife zur QRS-Ebene nur eine geringe Neigung hat und daß sie in den linken unteren Quadranten gerichtet ist.

Abb. 33c zeigt eine andere bisweilen vorkommende Möglichkeit: daß nämlich keine S 0—3-Zacke vorhanden ist, demnach die Kurve nicht von oben an den Nullpunkt zurücktritt, sondern horizontal von der Seite, bisweilen sogar von unten. Hierbei ist das Merkmal der räumlichen Lage des T-Vektors zum S-Vektor nur eben gerade oder nicht erfüllt. Aber die Zweifel, ob normal oder nicht normal, werden durch die Erfüllung der anderen Merkmale behoben: durch die Lage der T-Schleife innerhalb der QRS-Schleife, wie sie in Abb. 33c in klarer Weise gegeben ist. Es kommt noch hinzu, daß der besondere Fall der Abb. 33c durch Atmungseinflüsse bedingt ist, da ein anderes Vektordiagramm (Abb. 33b) dieses Patienten eine deutliche S 0—3-Zacke, somit Rückkehr des S-Anteiles von oben zeigt. Aber selbst wenn das nicht der Fall wäre, so müßte man Abb. 33c als normales Verhalten ansprechen.

c) Deutung des normalen Vektordiagramms.

Die in den vorigen Abschnitten beschriebenen Merkmale des normalen Verhaltens der QRS- und der T-Schleife sind *rein empirisch* gefunden. Eine praktische Verwendung der Vektordiagraphie könnte sich zwar auf diese Empirie stützen, ähnlich wie es bei der Elektrokardiographie lange Zeit der Fall gewesen ist. Allein das wäre ein Verzicht. Uns würde eine genügende klinische Auswertung versagt bleiben, wenn wir nicht versuchen würden, das Vektordiagramm zu *deuten* und seine Teile mit den Erregungsvorgängen im Herzen soweit in Zusammenhang zu bringen, wie das bei aller Vorsicht möglich ist.

Allgemein läßt sich folgendes aussagen. Die *QRS-Schleife* des VD entsteht ebenso wie die QRS-Gruppe des Ekg während der Ausbreitung der Erregung durch die Herzkammern, *aus ihr sind also Schlüsse auf die Erregungsausbreitung zu ziehen.* Die T-Schleife des VD dagegen entsteht ebenso wie die T-Schwankung des Ekg während des Aufhörens des Erregungsprozesses in den Herzkammern; *aus dem Verhalten der T-Schleife kann man also Schlüsse auf das Aufhören der Erregung im Herzen ziehen.*

Hieraus ergibt sich sogleich die Frage, inwieweit es berechtigt ist, solche Schlüsse zu spezialisieren, indem man *bestimmte* Teile des VD mit der Erregung *bestimmter* Herzteile in Zusammenhang bringt.

In Abb. 42a und b habe ich angenommen, daß je ein zusammenhängender Herzbezirk erregt ist — er ist schraffiert gezeichnet — und die restliche Kammermuskulatur unerregt ist. In Abb. 42a sei die rechte und obere Herzhälfte

erregt; die Potentialdifferenz habe die Richtung des Pfeiles, d. h. von der erregten
zur unerregten Muskulatur. In dem darüber gezeichneten Koordinatenkreuz
sieht man die vektordiagraphische Registrierung in Frontalprojektion: der Vektor
ist in den linken unteren Quadranten gerichtet. In Abb. 42b ist angenommen,
daß nur ein kleiner Herzteil rechts oben unerregt ist; der in Frontalprojektion
registrierte Vektor zeigt dementsprechend in den rechten oberen Quadranten.

Wenn man einen Punkt des Vektordiagramms mit der Erregung eines bestimmten Herzbezirkes in Zusammenhang bringen will, so muß man die in Abb. 42
dargestellte Voraussetzung machen: daß man nämlich in diesem Augenblick das
Herz in einen erregten und einen unerregten Teil zerlegen kann. Wenn dagegen
in diesem Moment mehrere getrennte Erregungsbezirke im Herzen vorhanden
sind, so ist eine Lokalisation nicht erlaubt.
Denn wie Fröhlich kürzlich wieder zeigte,
besagt die Größe der resultierenden Potentialschwankung nichts über die Potentialverteilung
am Herzen selbst.

Der in Abb. 42 dargestellte Fall wird
annäherungsweise nur bei Extrasystolen oder
bei Schenkelblock realisiert sein. Inwieweit
wir ihn als *Voraussetzung für die Deutung
des normalen VD* heranziehen, werden die
folgenden Darlegungen zeigen.

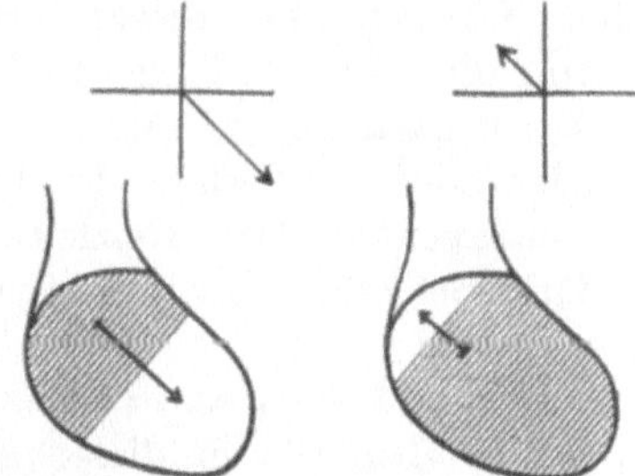

Abb. 42. Schematische Darstellung, wie
der Vektor durch die Lage eines erregten
(schraffierten) und unerregten (unschraffierten) Herzbezirkes bestimmt wird.
Erläuterung im Text.

QRS-Schleife. Die QRS-Schleife entsteht
(entsprechend der QRS-Gruppe des Ekg)
während der Ausbreitung der Erregung durch die Kammermuskulatur. Die
Erregung wird der Kammermuskulatur durch die Äste des Reizleitungssystems zugeleitet, und zwar erreicht sie nach allgemeiner Anschauung zuerst
einige Bezirke des rechten Ventrikels. Während sie sich von diesen Eintrittsstellen weiter durch die Muskulatur ausbreitet, hat auch die auf den linksseitigen
Bahnen laufende Erregung die Eintrittsstellen zum linken Ventrikel erreicht,
um sich von dort in der Muskulatur weiter fortzupflanzen. Da also linksseitige
Erregungsbezirke unmittelbar nach den rechtsseitigen, teilweise sogar gleichzeitig mit den rechtsseitigen Erregungsbezirken entstehen; da wir ferner gar nicht
wissen, zu welcher Größe diese Erregungsbezirke angewachsen sein müssen, um
als resultierende Spannung nach außen ableitbar zu werden, so besteht nach
meiner Meinung keine Möglichkeit, den Beginn des VD, also den Q-Anteil, mit
dem Erregungsbeginn in einem bestimmten Herzbezirk in Beziehung zu bringen.
Ebenso läßt sich der R-Bogen nicht näher deuten. Wenn ich von der VD-Spitze
Sp sprach, so hat sie natürlich nichts mit der Erregung der anatomischen Herzspitze zu tun.

Diese Auffassung entspricht meiner Auffassung über die Deutung der QRS-
Gruppe des Ekg. Die früher oft gemachten Versuche, einzelne Zackenspitzen
des Ekg mit der Erregung bestimmter Herzteile in Zusammenhang zu bringen,
mit Teilen der Papillarmuskeln, der Innen- oder Außenfläche des rechten oder
linken Ventrikels, muß ich ablehnen. Ebenso unberechtigt erscheint es mir
aber auch, wenn die für das direkt abgeleitete Ekg zutreffende Auffassung,
es entstehe aus „zwei gegeneinander geschalteten“ monophasischen Aktionsströmen auf das *indirekt* abgeleitete menschliche Ekg übertragen wird (A. Weber).

Danach würde der aufsteigende Ast der R-Zacke vorwiegend durch die Aktion des rechten Ventrikels, der absteigende Ast mehr durch die Tätigkeit des linken Ventrikels bestimmt werden. Dann müßte man auch jeden Schenkel der QRS-Schleife mit der Tätigkeit eines Ventrikels in Zusammenhang bringen, was mir nicht ohne weiteres möglich zu sein scheint.

Vielmehr läßt sich zunächst nichts weiter sagen, als daß die QRS-Schleife der Ausbreitung der Erregung durch die Herzkammern entspricht. Hier erscheint es mir nun bemerkenswert, daß die QRS-Schleife herzgesunder Menschen sich durch einen glatten und fast buchtenlosen Verlauf in einer Hauptebene auszeichnet. *Dieser Verlauf ist also ein Kennzeichen dafür, daß die Erregung sich in richtiger Weise durch die Herzkammern ausbreitet.* Mehr können wir nicht sagen. Ich bezeichne dieses normale Verhalten als *Nomodromie.*

Aber diese Feststellung ist schon wesentlich. Wenn nämlich die QRS-Schleife durch Ausbuchtungen unterbrochen ist, die aus der Hauptebene herausfallen und den stetigen Verlauf der Linie wesentlich unterbrechen, so muß das für eine intraventrikuläre Reizleitungsstörung sprechen. Ein solches Verhalten der QRS-Schleife bezeichne ich als *Allodromie* und werde weiter unten Beispiele dafür geben.

Lage des T-Vektors zu dem S-Vektor. Wenn wir uns die Bedeutung der T-Schleife ebenfalls in dieser allgemeinen Form klarmachen, so würde ihre richtige Lage bedeuten, *daß die Erregung in den verschiedenen Abschnitten der Herzmuskulatur in richtiger Weise aufhört.* Sind die oben als normal beschriebenen räumlichen Merkmale erfüllt, so würde das *Nomolegie* bedeuten (von λήγειν, aufhören). Demgegenüber werde ich in den schon erwähnten und später ausführlicher zu beschreibenden pathologischen Fällen, in denen die T-Schleife aus der QRS-Schleife herausgeklappt ist, von *Allolegie* sprechen; daraus wäre zu schließen, daß die Erregung in den einzelnen Herzbezirken in einer Reihenfolge aufhört, die nicht der Norm entspricht.

Aber die empirisch festgestellten räumlichen Lagebeziehungen zwischen S-Vektor und rückläufigem Teil der T-Schleife fordern noch zu einer mehr spezialisierten Deutung auf.

Wenn beim Beginn der Erregungsausbreitung durch die Herzkammern wir nicht sagen konnten, wieviele räumlich getrennte Herzbezirke zur Zeit der Q-Zacke schon erregt sind, so liegt die Sache zur Zeit des S-Vektors anders. Lewis hat in seinen bekannten Untersuchungen am Hundeherzen gezeigt, daß die Erregung zuletzt auf der Oberfläche der Basis des linken Ventrikels erscheint, und zwar später als in allen anderen Teilen der Kammermuskulatur. Die Basis des linken Ventrikels ist derjenige Herzbezirk, zu dem die Erregung den weitesten Weg zurückzulegen hat. Wenn wir die Voraussetzung machen, daß am Ende der Erregungsausbreitung, also *zur Zeit des S-Vektors*, im Regelfall nur noch *ein* Herzbezirk unerregt ist, so dürfen wir diesen Bezirk mit Hilfe des S-Vektors lokalisieren. Der S-Vektor ist gewöhnlich in den rechten oberen Quadranten gerichtet, für die Deutung trifft also der Fall der Abb. 42b zu: unerregt ist noch ein kleiner Teil der Herzbasis. Und da der S-Vektor bei räumlicher Darstellung nach *hinten* gerichtet ist, so handelt es sich um einen hinten gelegenen Herzteil: in Übereinstimmung mit Lewis würde das VD besagen, daß es die *Basis des linken Ventrikels* ist, die zuletzt von der Erregung ergriffen wird.

In analoger Weise mache ich die Voraussetzung, daß beim *Aufhören* der Erregung schließlich nur *ein* Herzbezirk noch als letzter erregt ist und versuche, diesen mit Hilfe des rückläufigen Teiles der T-Schleife zu lokalisieren. Da dieser Teil des T-Vektors in den rechten unteren Quadranten gerichtet ist, würde das der Abb. 42a entsprechen und besagen, daß ein Herzteil erregt ist, der links und oben gelegen ist. (Nur wird dieser erregte Herzteil zur Zeit des T-Schlusses kleiner sein als der schraffierte Bezirk der Abb. 42a; man kann sich besser den kleinen unschraffierten Bezirk der Abb. 42b als schraffiert — erregt — denken, den großen schraffierten als unschraffiert — unerregt —, den Pfeil daher in umgekehrter Richtung verlaufend.) Man kann also diesen noch erregten Herzteil lokalisieren, wenn man den T-Vektor über den Nullpunkt hinaus verlängert, entsprechend dem Pfeil b in Abb. 41: er weist in den rechten oberen Quadranten und im räumlichen Bild nach hinten. Somit schließen wir, daß es die *Basis des linken Ventrikels* ist, die beim Aufhören der Erregung als letzter Herzbezirk erregt ist. In Berücksichtigung des S-Vektors würde man weiter zu folgern haben, daß derjenige Herzbezirk, der als letzter von der Erregung ergriffen wird, auch als letzter mit der Erregung aufhört.

Daß die Pfeile a und b nicht zusammenfallen, dürfte nicht nur an den unvermeidlichen Fehlerquellen einer jeden Ekg-Ableitung liegen, sondern vor allem auch an den physiologischen Gegebenheiten. Wie wir aus der Form des einphasischen Aktionsstromes wissen, steigt die Spannung beim Erregungsbeginn sehr rasch auf den Maximalwert an, das Abklingen der Erregung erfolgt demgegenüber viel langsamer. Der S-Vektor dürfte demnach durch die Unerregbarkeit eines verhältnismäßig *kleinen* Herzbezirkes seine Richtung erhalten; der rückläufige Teil der T-Schleife aber wird nicht nur von dem Überdauern der Erregung in eben diesem kleinem Herzbezirk bestimmt, sondern es mischen sich darin kleine Potentialdifferenzen aus anderen Herzbezirken, in denen der Rest des Erregungsvorganges eben noch vorhanden ist. Durch diese dürfte die Richtung des Vektors beeinflußt werden. So dürfen wir also völlige Übereinstimmung gar nicht erwarten.

Ich bemerke, daß die Deutung des T-Vektors nicht durch das Vektordiagramm neu gewonnen worden ist. Man hat vielmehr aus der Tatsache, daß die T-Zacke des normalen Ekg in Ableitung I und II bei der üblichen Schaltung nach oben gerichtet ist, seit langem gefolgert, daß die Erregung der Herzbasis am längsten andauere. Die Vektordiagraphie zeigt nur in anschaulicher Weise, daß der überdauernde Herzbezirk meist nach hinten zu liegt. In weniger anschaulicher Weise kann man das gleiche Resultat natürlich durch das Ekg erhalten. Wenn man sich dabei einer sagittalen Ableitung bedient, etwa so, daß eine Elektrode links auf dem Rücken, die andere in der Gegend der rechten Brustwarze sitzt, so findet man, daß die Richtung der T-Zacke für ein Überdauern von hinten gelegenen Herzteilen spricht.

Betonen möchte ich abschließend, daß die Bezeichnung „Nomologie" oder „Allologie" sich nicht auf die gegebene spezielle Deutung stützt. Sie ist vielmehr empirisch gewonnen. Aber es wird noch zu zeigen sein, daß die genannte Deutung in manchen pathologischen Fällen klinisch wertvolle Aufschlüsse gibt.

2. Querlagen des Herzens.

Bei den Querlagen des Herzens, die durch hohen Zwerchfellstand verursacht sind, ist die anatomische Längsachse des Herzens der Horizontalen mehr oder weniger angenähert, je nach dem Grad der Lagebeeinflussung. Aus der Darstellung der sog. elektrischen Herzachse nach dem Dreieckschema ergibt sich ein nur geringer Wert für den Winkel α.

Das gleiche ist im Vektordiagramm festzustellen. Die VD-Spitze liegt mehr nach links außen und nach oben zu, *der Spitzenvektor bildet mit der durch den Nullpunkt gedachten Senkrechten einen Winkel von mindestens 45°*, ja in manchen

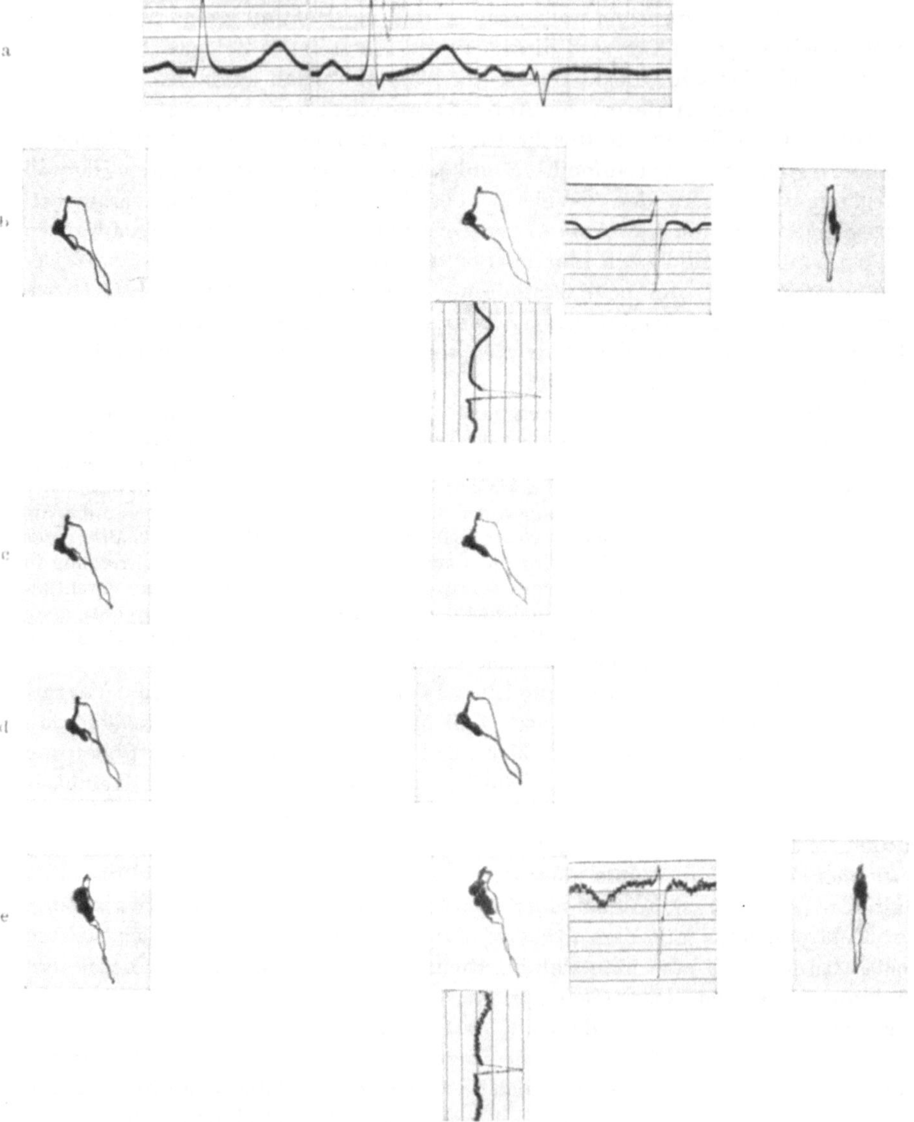

Abb. 43a—e. a Extremitäten-Elektrokardiogramme. b VD bei geringer Querlage. c und d weitere Aufnahmen bei gewöhnlicher Atmung. e VD bei tiefer Einatmung. Verstärkerstufen 4.

Fällen kann der Spitzenvektor sogar in den linken *oberen* Quadranten gerichtet sein. Meist zeigt er dabei etwas nach hinten.

Ein weiteres, fast stets zu beobachtendes Merkmal der Querlagen besteht darin, *daß in frontaler Ansicht die Rotation der QRS-Schleife entgegen dem Uhrzeigersinn erfolgt.*

In den Abb. 43—48 handelt es sich um mehr oder weniger starke Querlagen mit diesen Merkmalen der QRS-Schleife. Die Extremitäten-Ekg zeigen die bekannten Kennzeichen: großes R I, nach abwärts gerichtetes R III. Der Spitzenvektor in Abb. 43 und 47 bildet zur Senkrechten einen Winkel von etwa

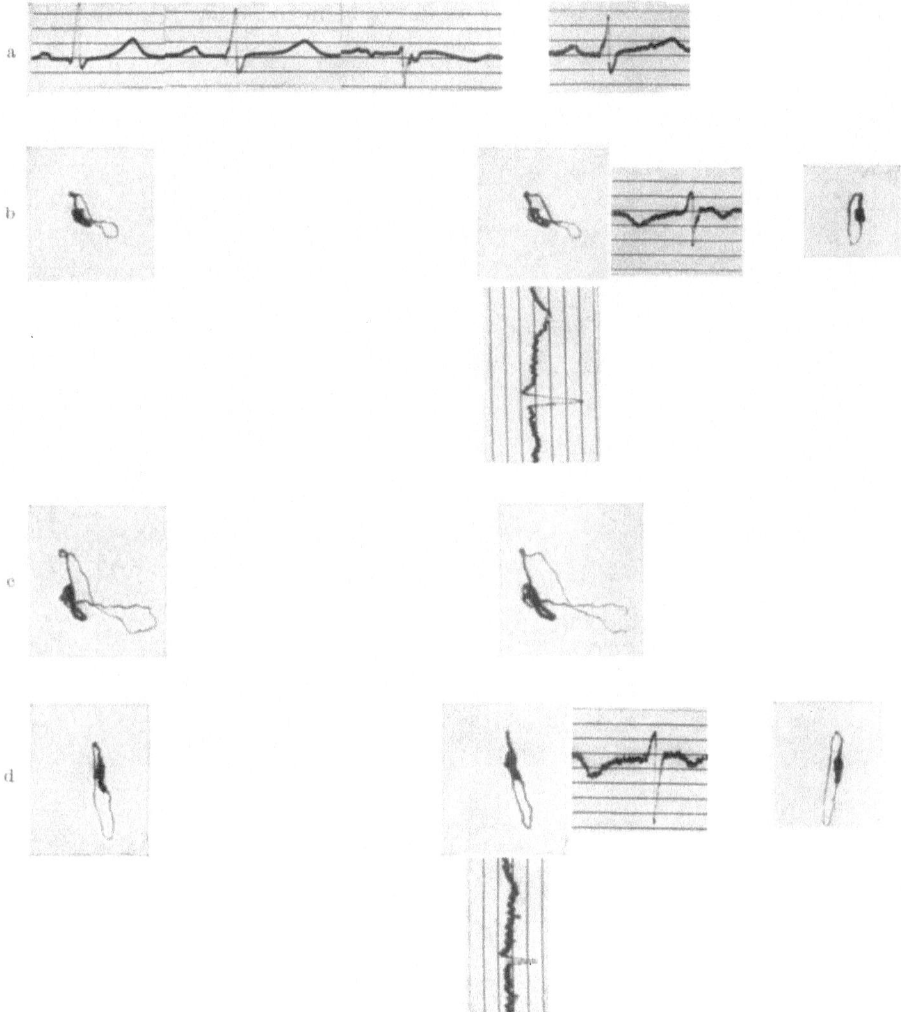

Abb. 44a—d. a Extremitäten-Elektrokardiogramme und Ekg in Ableitung 0—3. b VD bei Querlage, Verstärkerstufe 4. c Verstärkerstufe 6. d VD bei tiefer Einatmung. Verstärkerstufe 4.

45°, in Abb. 44, 45 und 48 einen Winkel von etwa 70—80°, in Abb. 46 ist er sogar in den linken oberen Quadranten und etwas nach vorne gerichtet. In allen Abbildungen rotiert QRS entgegen dem Uhrzeigersinne, wie man aus dem Vergleich mit dem Ko-Ekg feststellen kann. Man kann das auch so ausdrücken, daß bei Querlagen der *hinten gelegene rückläufige Teil* der QRS-Schleife *mehr* gehoben ist als der vorne gelegene. In Abb. 44 bildet das VD, frontal gesehen, eine achtförmige Doppelschleife; auch hier ist aber im Vergleich zu normalen Vektordiagrammen der hintere Teil von QRS mehr gehoben als der vordere.

Wir haben nun zu fragen, wie diese Lageänderungen des VD zustande kommen. Daß die Lage des Spitzenvektors — anders ausgedrückt die geringe Größe des Winkels α — mit der Hebung der anatomischen Herzspitze zusammenhängt, dürfte sicher sein, wenn auch hier wieder zu betonen ist, daß die VD-Spitze

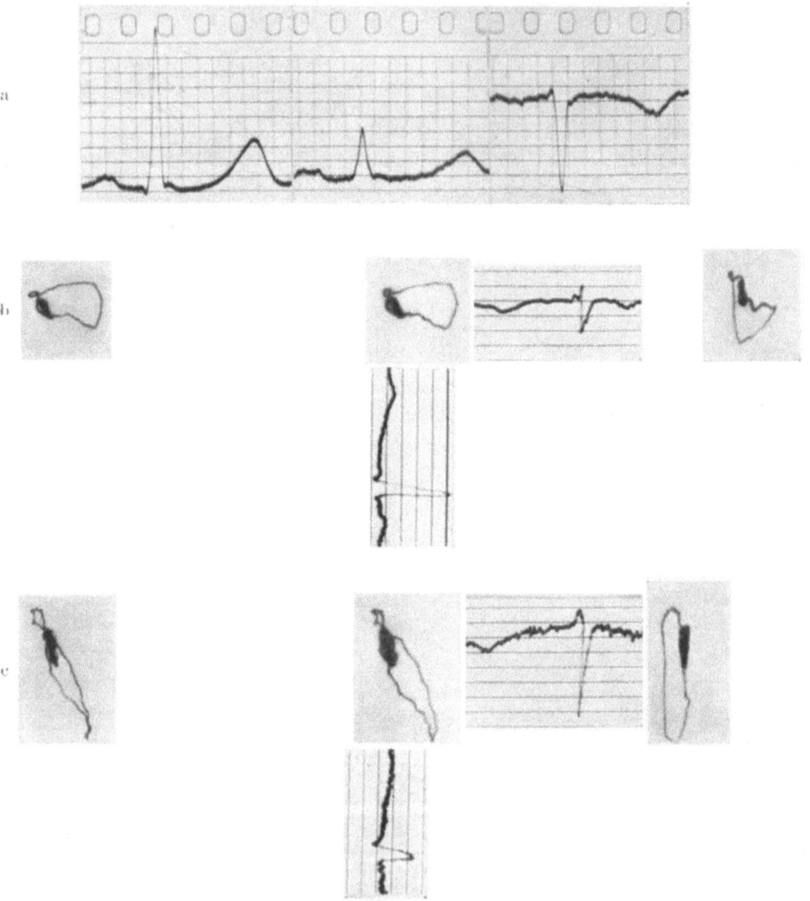

Abb. 45a—c. a Extremitäten-Elektrokardiogramme. b VD bei Querlage. c VD bei tiefer Einatmung.
Verstärkerstufen 5.

nicht etwa der anatomischen Herzspitze, daher die Richtung des Spitzenvektors nicht etwa der anatomischen Längsachse entspricht. Was aber hat die stärkere Hebung des hinteren Teiles der QRS-Schleife zu bedeuten? Ist sie rein lagebedingt oder handelt es sich um einen Ausdruck geänderter Herzfunktion bei Querlagen?

Diese Frage kann durch die Veränderungen entschieden werden, die das VD *im tiefen Inspirium* erfährt. Man betrachte Abb. 44d. Die VD-Spitze Sp tritt ganz nach unten, der Winkel zwischen Spitzenvektor und der durch den Nullpunkt gelegten Senkrechten hat sich beträchtlich verringert. Gleichzeitig

aber ist die QRS-Schleife schmäler geworden und hat die Sagittalebene über-
schritten, so daß QRS jetzt, frontal gesehen, *im Sinne des Uhrzeigers* verläuft.

In Abb. 45 c ist — außer der Senkung der V D-Spitze — die Drehung der
QRS-Ebene bei der Einatmung ebenso deutlich, sie tritt fast in die Sagittalebene.
Für beide Abb. 44 und 45 aber heißt das mit anderen Worten, daß in tiefer
Inspiration der hinten gelegene rückläufige Teil der QRS-Schleife sich *mehr*

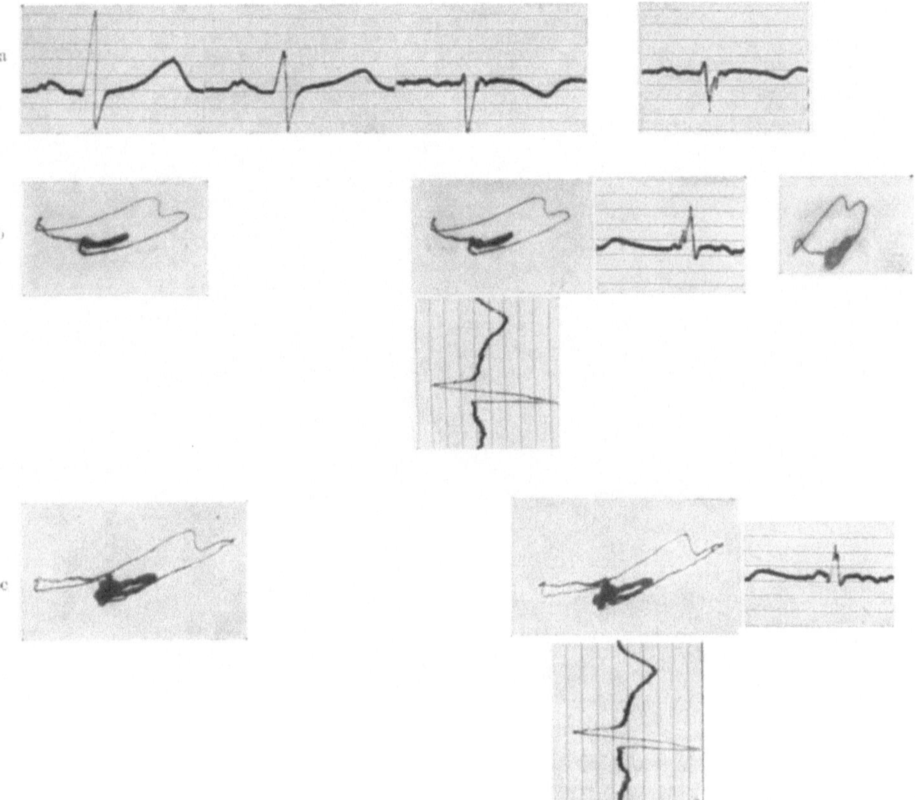

Abb. 46a—c. a Extremitäten-Elektrokardiogramme und Ekg in Ableitung 0—3. b V D bei hochgradiger
Querlage. Allodromie. Verstärkerstufe 5. c Verstärkerstufe 6.

senkt als der vorne gelegene. Auch in Abb. 43 e ist dieses Verhalten deutlich.
Das würde also besagen, daß in diesen Fällen der dem Uhrzeiger entgegen-
laufende Richtungssinn weitgehend durch die *Lageänderung an sich* bedingt war.
Zu diesen Querlagen gehört es, daß nicht nur die V D-Spitze gehoben, sondern
auch der hinten gelegene Teil der QRS-Schleife stärker gehoben wird als der
vorne gelegene.

Es läge nahe, dieses Verhalten auf die Einstellung des Zwerchfells zurückzuführen. Man wird aber noch näher untersuchen müssen, ob bei Hochdrängung
des Zwerchfells dessen mittlerer Teil relativ mehr gehoben wird als die wand-
ständigen.

Zu der Abb. 45 c wäre noch zu sagen, daß auch im tiefen Inspirium die Sagittalebene nicht erreicht ist; die Lage der QRS-Schleife ist etwa mit der der Abb. 40

zu vergleichen. Auch hier ist also die bei Abb. 40 besprochene Frage aufzuwerfen
— aber noch nicht zu beantworten —, inwieweit das Massenverhältnis beider
Ventrikel (Hypertrophie?) und dadurch bedingte funktionsändernde Einflüsse
beteiligt sind.

Noch etwas weiteres ist über die QRS-Schleife bei Querlagen zu erwähnen.
Während bei Normallagen die QRS-Schleife in einer „Hauptebene" liegt, findet

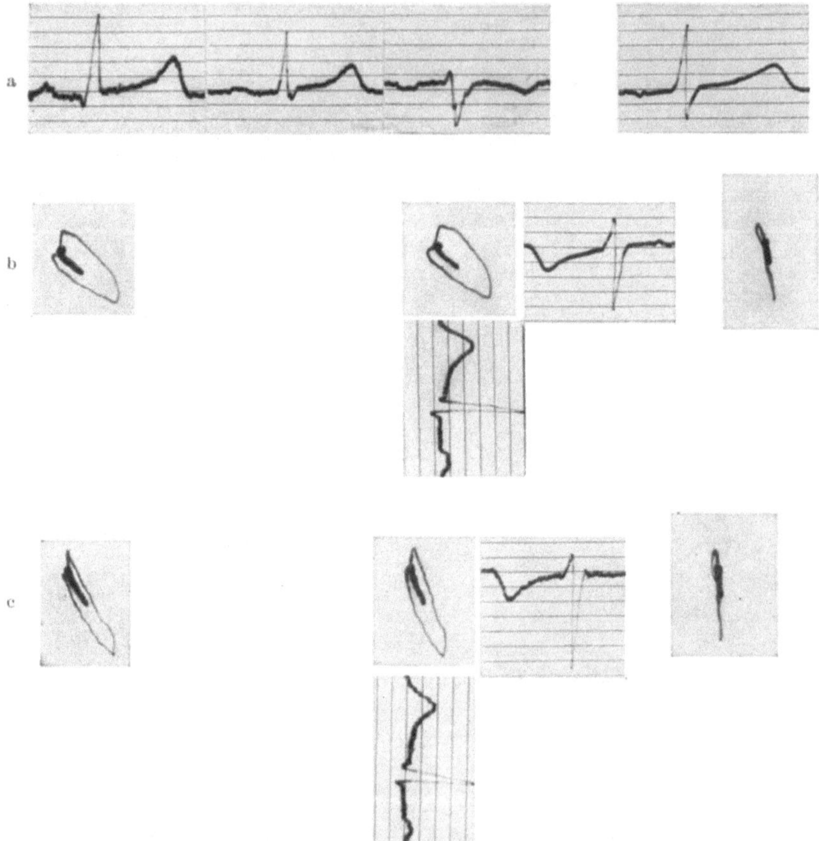

Abb. 47a—c. a Extremitäten-Elektrokardiogramme und Ekg in Ableitung 0—3. b VD bei mäßiger Querlage.
Pleuro-perikardiale Adhäsionen. b VD bei tiefer Einatmung. Verstärkerstufen 3.

man bei Querlagen nicht selten, daß der nach hinten tretende Teil der Schleife
nach oben abgewinkelt ist, so daß er aus der Horizontalebene in eine mehr senkrechte tritt. Die QRS-Schleife liegt dann, wie die Abb. 45b zeigt, nicht in *einer*
Ebene. Ich will dies Verhalten hier nur erwähnen; ich möchte meinen, daß es
mit den physikalischen Bedingungen der Ableitung zusammenhängt, insofern
ein querliegendes Herz die Bedingung der zentrischen Lage innerhalb der Ableitungsfigur nicht mehr erfüllen kann. Wichtig ist jedenfalls auch hier das Verhalten bei tiefer Inspiration: ob das Vektordiagramm sich dabei in *eine* Ebene
einstellt, wie es in Abb. 45c der Fall ist. Dann hat die vorher bemerkte Abwinklung eines Teiles der QRS-Schleife keine klinische Bedeutung (vgl. demgegenüber die später zu besprechende Abb. 51).

Von großer Wichtigkeit bei der klinischen Diagnose von Querlagen ist nun das Verhalten der *T-Schleife*. Wie bekannt, zeigt das Extremitäten-Ekg von Querlagen einen „Linkstyp", d. h. großes R I und abwärts gerichtetes R III. Ein solches Verhalten der Anfangsschwankungen findet sich aber auch bei Linkshypertrophie und Linksverspätung nach WEBER. Ein wichtiges Kennzeichen zur Unterscheidung von lagebedingten und nichtlagebedingten Linkstypen haben KORTH und PROGER im Verhalten der T III-Schwankung erkannt:

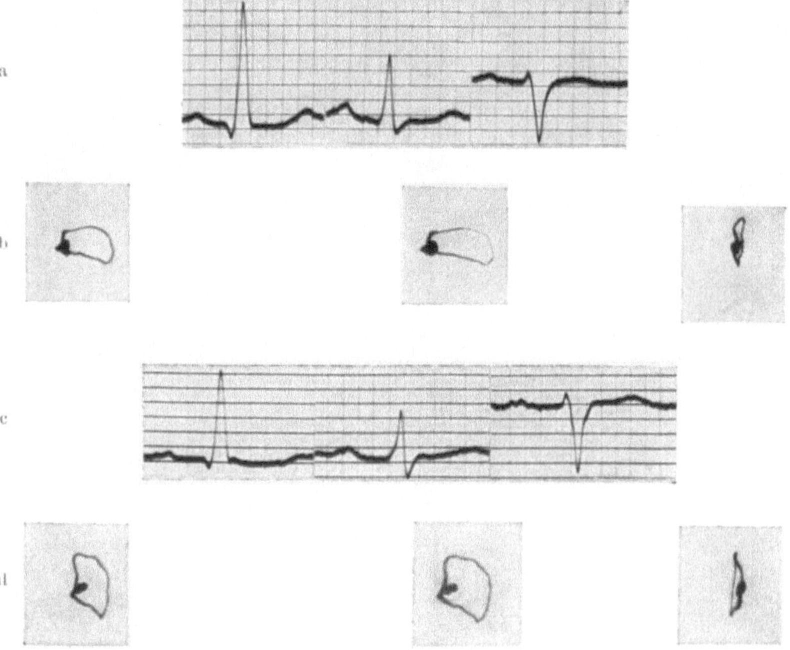

Abb. 48a—d. a Extremitäten-Elektrokardiogramme. b VD bei Querlage (und Linkshypertrophie) bei großem linksseitigem Pleuraexsudat. Verstärkerstufe 3. c Extremitäten-Elektrokardiogramme nach Ablassen von 2300 ccm Exsudat. d VD nach Ablassen des Exsudates. Verstärkerstufe 3.

ist T III mit der Anfangsschwankung nach unten gerichtet, so handelt es sich um Querlagen, ist es nach oben gerichtet, so spricht das für Linkshypertrophie. Über die Bedeutung dieses Unterschiedes gibt uns das Vektordiagramm Aufschluß.

Wenn ein „Linkstyp" durch Querlage entstanden ist, dann müssen *alle* Teile des VD an der Lageänderung teilhaben, also auch die T-Schleife. Das für normale Lagen gültige Merkmal, daß die T-Schleife von der QRS-Schleife eingerahmt ist, muß auch für reine Querlagen zutreffen. Mit der Horizontalstellung der QRS-Schleife muß auch eine mehr oder weniger starke Horizontalstellung der T-Schleife eintreten. Die Abb. 46 zeigt eine besonders erhebliche Querlage. Man erkennt hier gut die Ursache der empirischen Regel von KORTH und PROGER: die QRS-Schleife ist etwas schräg nach oben gerichtet, die T-Schleife ebenfalls, weil sie im Rahmen der QRS-Schleife bleibt. Da nun die R-Zacke in der Extremitätenableitung III bei der üblichen Schaltung nach unten gerichtet ist, muß auch die T-Zacke in Ableitung III einen Ausschlag nach unten ergeben. Wäre das nicht der Fall, wäre vielmehr T III nach aufwärts, also gegensinnig zu der Anfangsschwankung in Ableitung III gerichtet, so würde das bedeuten, daß die T-Schleife des VD nach unten aus dem Rahmen der QRS-Schleife herausgeklappt wäre. Das aber wäre Allolegie.

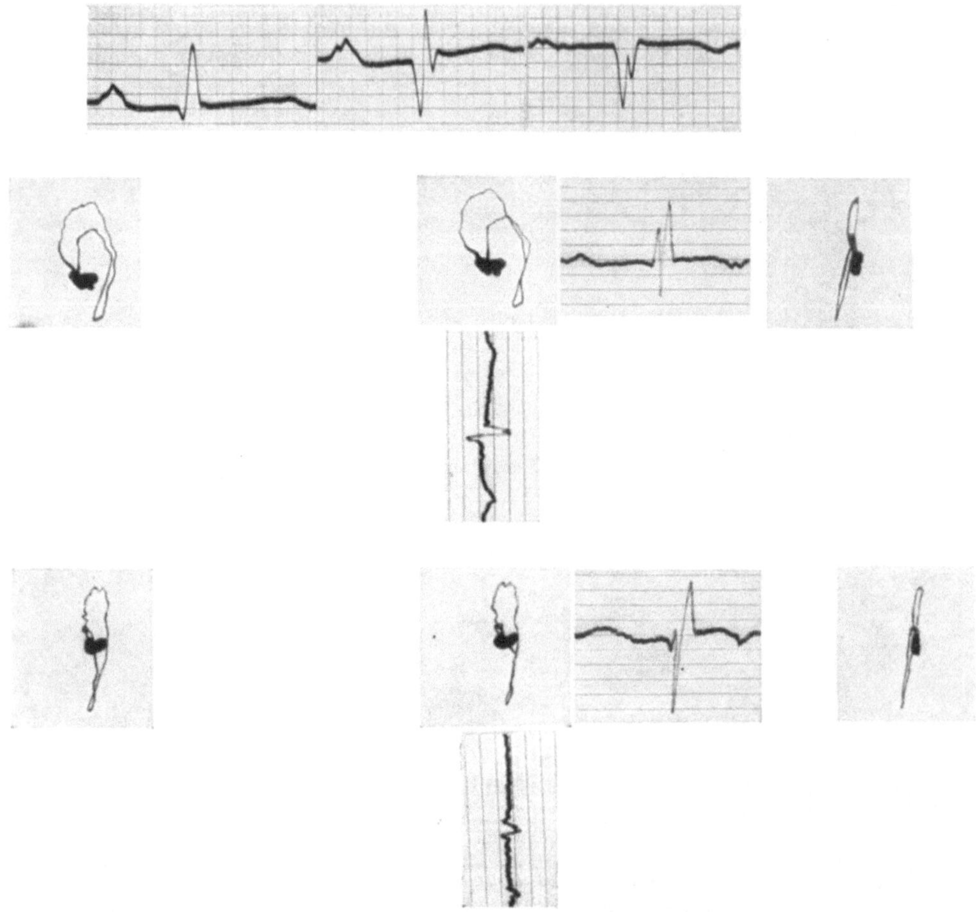

Abb. 49a—c. a Extremitäten-Elektrokardiogramme, i. v. Reizleitungsstörung. b VD mit Allodromie. c VD bei tiefer Einatmung. Verstärkerstufen 5.

Das *Kennzeichen der Nomolegie* ist somit für die Beurteilung von Querlagen besonders wichtig. Es ist in den Abb. 43—47 erfüllt. Abb. 48 gibt einen Grenzfall.

Ebenso wichtig ist das Kennzeichen, daß *im tiefen Inspirium* sich die T-Schleife mit der QRS-Schleife in die neue Ebene einstellt. Sie muß die Lageänderung durch Atmung mitmachen. Siehe Abb. 43, 44, 45, 47.

Zu den einzelnen klinischen Abbildungen bei Querlagen ist noch folgendes zu sagen. In Abb. 46 zeigt die QRS-Schleife im linken oberen Quadranten eine tiefe Einbuchtung, die den Schleifenverlauf unterbricht; es handelt sich um eine intraventrikuläre Reizleitungsstörung (Allodromie).

Die QRS-Schleife der Abb. 47 weist insofern eine Besonderheit auf, als ihre Ebene fast ganz in der Frontalebene liegt; der rückläufige Schenkel der Schleife liegt nicht wesentlich nach hinten zu. Es handelt sich bei diesem Patienten um pleuro-perikardiale Verwachsungen im rechten und mediastinalen Brustfell mit Hochstand des rechten Zwerchfells, die die „Überdrehung" der QRS-Schleife verursachen. Im tiefen Inspirium senkt sich zwar die VD-Spitze, die QRS-Schleife wird schmäler, aber die Ebene der QRS-Schleife ändert sich kaum, sie kann wegen der Verwachsungen die Frontalebene nicht verlassen.

Bei dem VD der Abb. 48b handelt es sich um einen Patienten mit einem großen Exsudat im linken Pleuraraum. Abb. 48d ist nach zwei Tagen aufgenommen, nachdem inzwischen 2300 ccm Exsudat entleert worden waren. Man sieht jetzt, daß die QRS-Schleife weiter nach unten reicht als vor der Punktion und daß die Ebene von QRS jetzt mehr diagonal nach links hinten gerichtet ist, während sie in Abb. 48b frontal stand, ja der nach oben verlaufende Anteil der QRS-Schleife sogar nach vorne trat.

Auch in den Abb. 47 und 48 handelt es sich also um lagegestaltende Einflüsse auf das Vektordiagramm. Wieweit die atmungsbedingten Änderungen des VD einmal bei der Diagnose von perikardialen Adhäsionen eine Rolle spielen werden, läßt sich noch nicht ermessen, jedoch ist der Weg gewiesen.

II. Pathologische Vektordiagramme.

Nachdem die räumlichen Merkmale normaler Vektordiagramme empirisch festgestellt waren und teilweise gedeutet werden konnten, ließen sich Abweichungen von diesen Merkmalen als „pathologisch" bezeichnen. Die Berücksichtigung des klinischen Befundes und der Vergleich mit den Elektrokardiogrammen zeigte, wie sich bestimmte Funktionsstörungen im Vektordiagramm darstellen. Die nunmehr zu besprechenden pathologischen Formen werden nur als Beispiele gegeben und gegenüber dem ausführlich behandelten normalen VD verhältnismäßig kurz beschrieben und gedeutet werden. Denn das Gebiet ist zu groß, um jetzt schon erschöpfend dargestellt zu werden.

1. Änderungen bei der Ausbreitung der Erregung (Allodromie).

Intraventrikuläre Reizleitungsstörungen müssen sich in einem besonderen Verlauf der QRS-Schleife zu erkennen geben. Es zeigt sich, daß der Umlauf der QRS-Schleife durch *Ausbuchtungen* unterbrochen ist; dieser Teil der Schleife *fällt* dann auch meist deutlich *aus der Hauptebene* der Schleife *heraus*.

Als wichtiges und meist vorhandenes Kennzeichen können wir ferner feststellen, daß *im tiefen Inspirium* die QRS-Schleife wohl eine andere Lage einnimmt, daß die Ausbuchtung dabei aber nicht verschwindet, sondern erhalten bleibt, oft sogar in der gleichen Weise. Das ist erklärlich, da die Reizleitungsstörung durch die Lageänderung ja nicht beeinflußt wird. Umgekehrt kann man sagen: schwindet eine Ausbuchtung der QRS-Schleife im tiefen Inspirium, so handelt es sich nicht um eine Reizleitungsstörung.

Man tut gut, sich den Verlauf der QRS-Schleife in den Abbildungen an den beigegebenen Ko-Ekg genau klarzumachen.

Im Extremitäten-Ekg der Abb. 49a ist die i.v. Reizleitungsstörung deutlich an der Aufsplitterung und Verbreiterung der QRS-Zacke zu erkennen.

Die QRS-Schleife Abb. 49 b verläuft zunächst im Sinne des Uhrzeigers nach
oben, indem sie nach vorne tritt; der höchste Punkt der Schleife liegt am
weitesten vorne. Dann biegt sich die Schleife stark nach unten zur VD-Spitze,
sodann nach hinten oben und wieder bogenförmig zum Nullpunkt zurück. So
ist die QRS-Schleife in zwei Ebenen abgeknickt, die parallel zueinander vertikal
verlaufen. Die Atmungsänderung in Abb. 49c ist deutlich, die VD-Spitze tritt

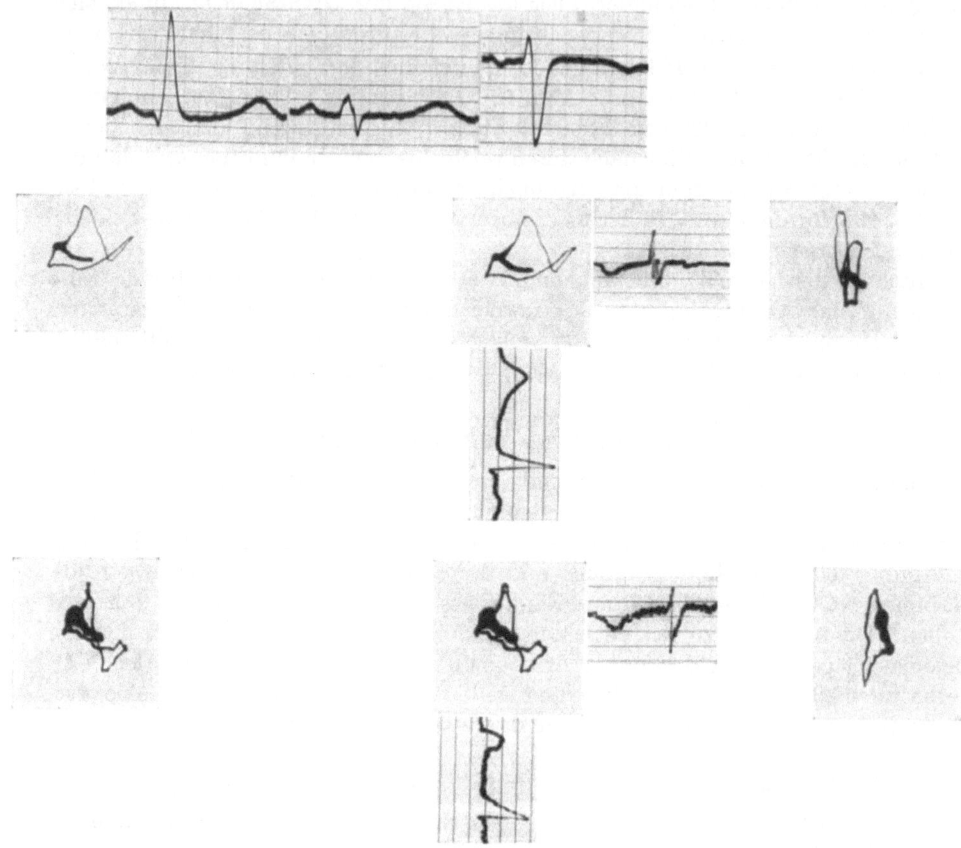

Abb. 50a—c. a Extremitäten-Elektrokardiogramme. b VD bei Querlage mit Allodromie. c VD bei tiefer
Einatmung. Verstärkerstufen 4 und 5.

senkrecht unter den Nullpunkt, die Schleife „streckt sich". Aber die Abknickung
der beiden Teile um 180⁰ bleibt erhalten.

    In Abb. 50b handelt es sich um eine Querlage mit i.v. Reizleitungsstörung.
Umlaufsbeginn entgegen dem Sinn des Uhrzeigers. Der nach links hinten
zurücktretende Teil der QRS-Schleife ist rechtwinklig nach unten abgebogen,
wie es das stereoskopische Bild deutlich ergibt. Im tiefen Inspirium (Abb. 50c)
ändert sich wohl die Lage der QRS-Schleife in toto erheblich, aber die rechtwinklige Abknickung bleibt bestehen.

    Auch Abb. 51 ist eine Querlage mit einer geringeren Abknickung des nach
links und hinten tretenden Teiles der QRS-Schleife nach oben. Daß es sich dabei
aber um eine i.v. Reizleitungsstörung handelt, beweist die Tatsache, daß

im Inspirium die Abknickung erhalten bleibt, trotzdem sich die QRS-Lage erheblich verändert. Im Extremitäten-Ekg ist die i. v. Leitungsstörung nicht erkennbar. Hierzu vergleiche man als Gegenbeispiel die Abb. 45. Dort fand sich ebenfalls bei ruhiger Atmung eine leichte Abwinklung des hinten links gelegenen Teiles der QRS-Schleife, aber im Gegensatz zu Abb. 51 schwindet

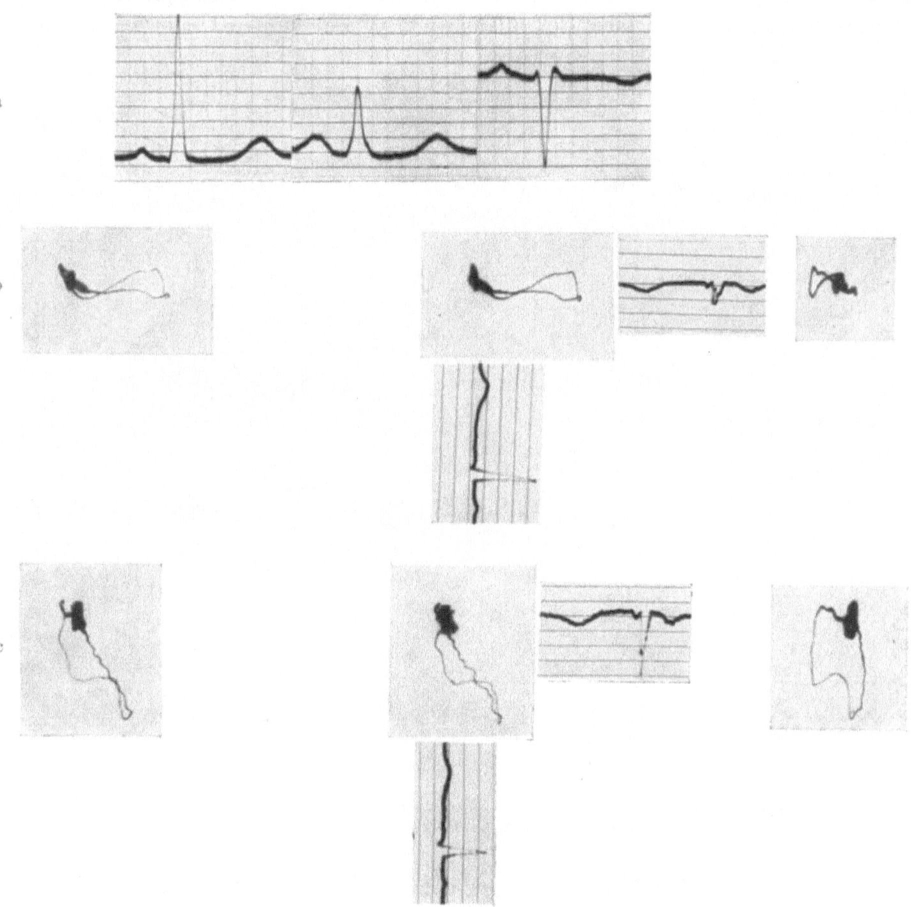

Abb. 51a—c. a Extremitäten-Elektrokardiogramme. b VD bei Querlage mit Allodromie. c VD bei tiefer Einatmung. Verstärkerstufen 4.

diese Abknickung im Inspirium, die QRS-Schleife tritt dabei in *eine* Ebene. Es läßt sich somit durch den Atmungsversuch feststellen, ob eine derartige Abwinklung bei Querlagen auf einer Reizleitungsstörung beruht oder nicht.

Über den anatomischen Sitz der Reizleitungsstörung läßt sich aus dem Vektordiagramm nichts schließen. Denn da man die einzelnen Teile der QRS-Schleife nicht mit der Erregung bestimmter Herzbezirke in Zusammenhang bringen darf (mit Ausnahme von S), so entfällt eine derartige Überlegung auch bei Reizleitungsstörungen. Es läßt sich sogar vorläufig nicht einmal sagen, daß eine starke „Verbiegung" der QRS-Schleife einer ausgedehnten Reizleitungsstörung entsprechen müsse, eine geringere einer weniger ausgedehnten. Auch über die klinische Bedeutung läßt sich daher aus dem VD allein nichts aussagen. Auch aus dem Ekg kann man ja nicht Schlüsse auf die klinische Bedeutung ziehen, es entscheidet der gesamte Befund. Der besondere Wert des VD aber liegt darin, *daß man Reizleitungsstörungen aus dem VD an den angegebenen Merkmalen auch dann erkennen kann, wenn sie im Extremitäten-Ekg nicht deutlich sind* (Abb. 51), und daß man andererseits fragliche Knotungen und Splitterungen im Extremitäten-Ekg auf ihre Bedeutung hin prüfen kann. Denn nicht nur

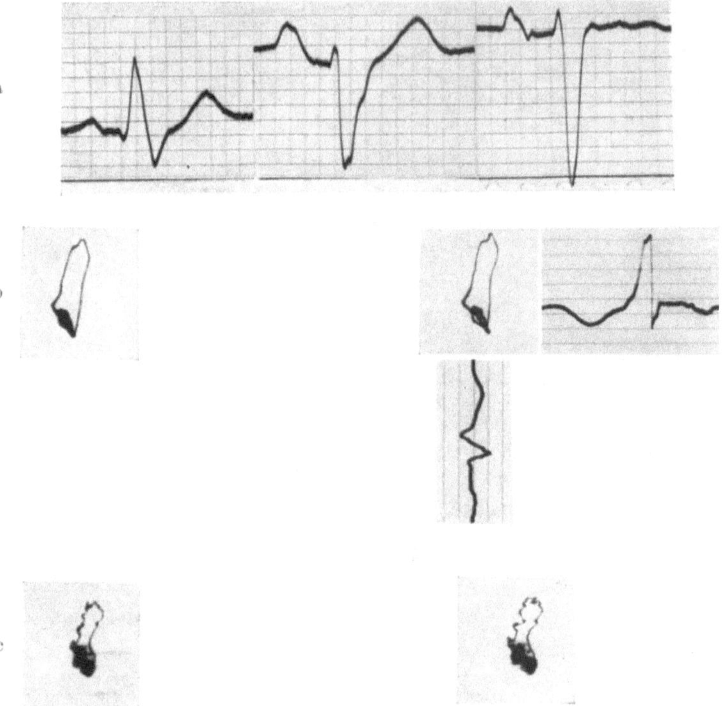

Abb. 52a—c. a Extremitäten-Elektrokardiogramme. Schenkelblock. b VD bei Schenkelblock. c VD bei tiefer Einatmung. Verstärkerstufen 3.

die hier gezeigten *starken* Veränderungen der QRS-Schleife sprechen für Reizleitungsstörung, sondern auch geringe Unterbrechungen ihres stetigen Umlaufs, wie z. B. in Abb. 46. Dann fällt diese Ausbuchtung auch aus der Hauptebene der QRS-Schleife heraus[1]. Immer aber wird hier das Verhalten des VD bei der Atmung von großer Bedeutung sein: wenn die Ausbuchtungen während des Inspiriums schwinden, so sind sie nicht auf Reizleitungsstörungen zu beziehen.

So haben wir die Bedeutung von Knotungen im Ekg untersucht, die bei der Atmung auftreten oder verschwinden (SCHELLONG und SCHWINGEL). Hierzu haben wir das Extremitäten-Vektordiagramm benutzt, über das am Schluß noch zu sprechen sein wird. Auch hier ließen sich die „harmlosen" Knoten im Ekg dadurch aus dem VD erkennen, daß sie in einer anderen Atmungsphase verschwinden oder auch an einen anderen Platz der QRS-Schleife rücken.

---

[1] Siehe auch ein Beispiel, das ich in Klin. Wschr. 1938 I, 453, in Abb. 6c gegeben habe.

In Abb. 59 a ist der Knoten in Ableitung II und die Splitterung in Ableitung III nicht Zeichen einer Reizleitungsstörung, sondern „harmlos". Denn

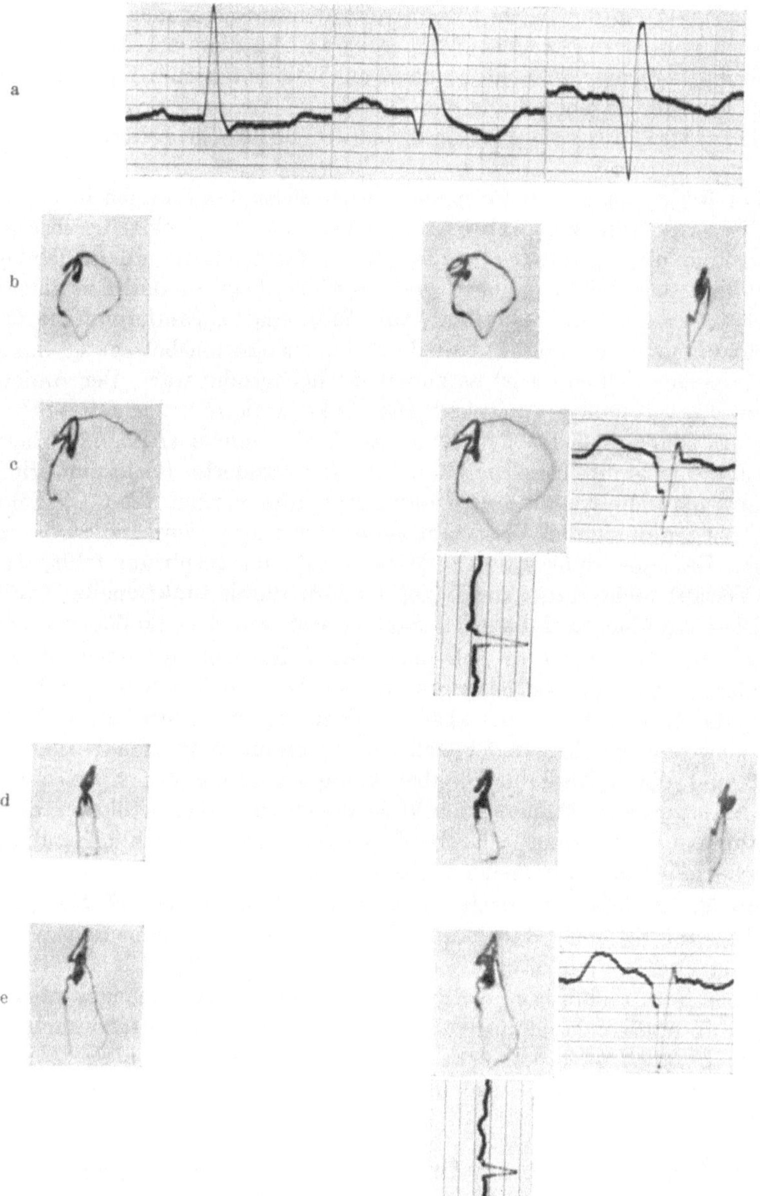

Abb. 53 a—e. a Extremitäten-Elektrokardiogramme, Schenkelblock. b V D mit Allodromie und Allolegie. Verstärkerstufe 4. c Verstärkerstufe 6. d V D bei tiefer Einatmung, Verstärkerstufe 4. e V D bei tiefer Einatmung, Verstärkerstufe 6.

das Vektordiagramm ist normal und stellt sich bei tiefer Einatmung (Abb. 59 c) in toto in eine neue und richtige Ebene ein.

Bei der Beurteilung der *T-Schleife* bei Reizleitungsstörungen müssen wir einige Einschränkungen machen. Abb. 51 zeigt Nomologie, nicht aber die Abb. 49 und 50. Das könnte durch die Reizleitungsstörung an sich erklärt werden. Denn das normale Aufhören der Erregung in den verschiedenen Herzbezirken hängt ja auch von deren normaler *Aktivierung* ab. Ist diese bei stärkeren Reizleitungsstörungen nicht regelrecht, so kann auch keine normale Desaktivierung, also keine richtige Lagebeziehung der T-Schleife erwartet werden. Deshalb möchte ich Schlüsse aus dem Verhalten der T-Schleife hier vorerst noch nicht ziehen.

Nunmehr folgen noch zwei Beispiele von Reizleitungsstörungen in größeren Ästen der TAWARA-Schenkel. Abb. 52 zeigt einen Schenkelblock (Unterbrechung eines größeren linksseitigen Astes?). Die QRS-Schleife, entgegen dem Uhrzeigersinn umlaufend, ist steil nach oben gerichtet und liegt in der Frontalebene. Bemerkenswert ist, daß im Inspirium (Abb. 52c) eine Lageänderung der QRS-Schleife nicht zustande kommt, trotzdem die Inspirationsbewegung (an den Verzitterungen der Schleife c ist es zu sehen) hochgradig war. Der Änderung der anatomischen Herzlage entspricht also keine Änderung der QRS-Schleife. Es geht zwar schon aus der Richtung der QRS-Schleife (Abb. 52b) hervor, daß sie nicht durch die Herzlage diese stark veränderte Richtung erhalten kann. Aber auch ohne das muß man folgern: was im Verlauf der QRS-Schleife lagebedingt ist, muß sich im Inspirium ändern; was sich nicht ändert, ist nicht lagebedingt. Da eine Änderung der QRS-Schleife im Inspirium fehlt, ist ihr abnormer Verlauf nicht durch die Lage, sondern durch funktionelle Einflüsse bedingt. Diese sind hier nach Lage der Sache durch den Schenkelblock gegeben.

Auch in Abb. 53 handelt es sich ausweislich des Ekg um einen Block in einem größeren Ast des Reizleitungssystems. Die QRS-Schleife läuft zwar in Richtung des Uhrzeigers, sie hat aber eine ganz abnorme Form, die VD-Spitze ist zipflig ausgezogen. Hier findet sich im Inspirium zwar eine beträchtliche Verschmälerung der QRS-Schleife, aber keine Änderung des Spitzenvektors und keine Änderung der Ebene. Auch hier müssen wir daher schließen, daß bei der Gestaltung der abnormen QRS-Schleife Abb. 53b die funktionsändernden Einflüsse über die lagebestimmenden überwiegen.

Die Abb. 53 ist außerdem noch wegen des Verhaltens des *ST-Stückes* und der *T-Schleife* interessant. Man kann durch Vergleich zwischen dem VD mit größerer Verstärkung (Abb. 53c) und dem Komponenten-Ekg das ST-Stück gut bestimmen; es liegt rechts vom Nullpunkt und vorne, verläuft nach oben, um sich dann, in T übergehend, zum Nullpunkt zu wenden; im Inspirium tritt die T-Schleife mehr nach oben. Es handelt sich um Allolegie, ob aber das falsche Aufhören der Erregung eine Folge ihrer falschen Ausbreitung ist, läßt sich noch nicht entscheiden.

2. Änderungen beim Aufhören der Erregung (Allolegie).

Nunmehr soll das abnorme Verhalten der räumlichen Lage der T-Schleife an zwei Beispielen gezeigt werden, in denen keine sicheren Reizleitungsstörungen bestehen.

Der Patient, von dem die Abb. 54 stammt, leidet an nicht hochgradiger Angina pectoris. Anamnestisch hat er vor etwa einem halben Jahr einen leichten Coronarinfarkt gehabt; das ziemlich spitz nach abwärts verlaufende T III würde auch dafür sprechen. Das Herz ist nicht vergrößert, keine Hypertrophie, keine Hypertonie. Die QRS-Schleife ist, ähnlich wie in Abb. 40, über die Sagittalebene gedreht, sie läuft, von vorne gesehen, entgegen dem Uhrzeigersinn. Die

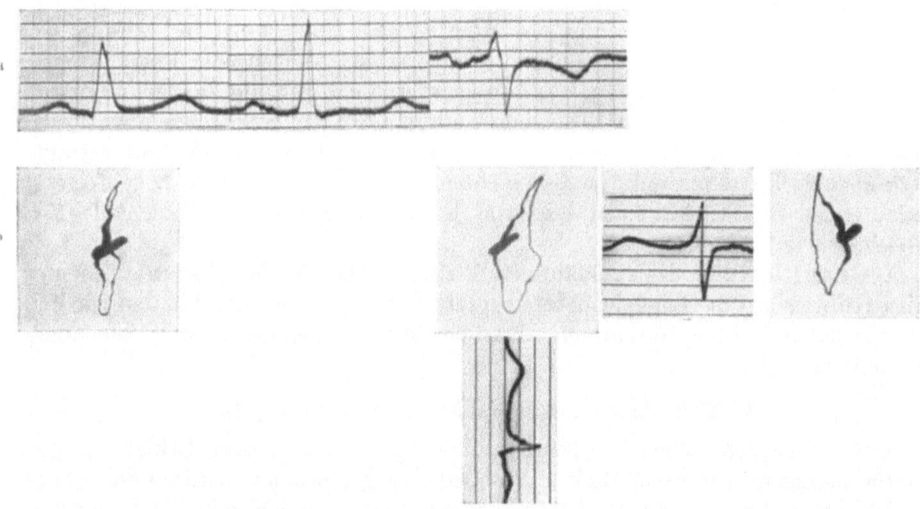

Abb. 54a und b. a Extremitäten-Elektrokardiogramme. b V D mit Allolegie. Verstärkerstufe 3.

hohe S-Schleife kann ich hier noch nicht deuten. Was aber die Abb. 54 von der Abb. 40 unterscheidet, ist das Verhalten der T-Schleife. Während dort die

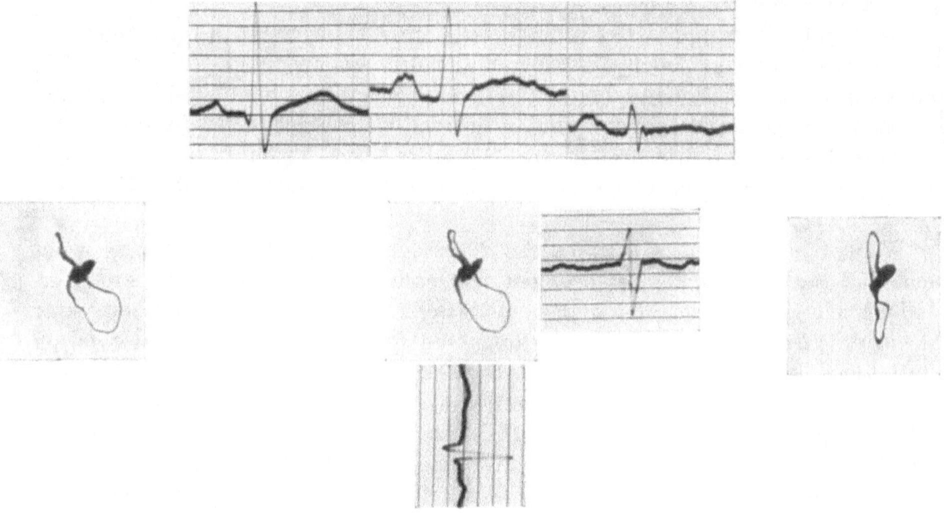

Abb. 55a und b. a Extremitäten-Elektrokardiogramme. b V D mit Allolegie. Verstärkerstufe 3.

T-Schleife von der QRS-Schleife eingerahmt war und sie richtige Lagebeziehungen zum S-Vektor hatte, ist hier die Lage anders. Sie ist in den linken oberen Quadranten und stark nach *vorne* gerichtet, ist damit aus der QRS-Schleife „herausgeklappt" (s. auch die sagittale Ansicht), und bildet damit zum S-Vektor

einen Winkel von etwa 60⁰. Es handelt sich um *Allolegie*, also um ein unrichtiges
Aufhören der Erregung in den einzelnen Herzabschnitten.

Abb. 55 zeigt eine mäßige Querlage, Spitzenvektor im Winkel von etwa 45⁰.
Die QRS-Ebene ist über die Sagittalebene hinaus gedreht. Der Kranke ist
adipös, leidet an Angina pectoris, das Herz ist nach links etwas verbreitert, die
Lage der QRS-Schleife mag dadurch erklärt werden. Zeichen von Reizleitungsstörung sind nicht zu erkennen. Auch hier ist es die T-Schleife, die sich abnorm
verhält: sie fällt aus der QRS-Schleife heraus, ist nach links oben und etwas
nach vorne gerichtet, der Winkel ihres rückläufigen Teiles zum S-Vektor beträgt
mehr als 45⁰. Im Extremitäten-Ekg sieht man ein nicht normales, bogenförmig
verlaufendes ST-Stück. Auch hier spricht das Verhalten der T-Schleife für
Allolegie.

Aus der Richtung des rückläufigen Teiles der T-Schleife wird man ebenso
einen Hinweis auf die Lage des letzterregten Herzteiles gewinnen können wie bei
den normalen Vektordiagrammen. Darüber sage ich einiges in den folgenden
Abschnitten.

3. Nicht lagebedingte Links- und Rechtstypen.

Nun wende ich mich demjenigen Ekg-Typ zu, für dessen Erklärung des
Vektordiagramm voraussichtlich große Bedeutung gewinnen wird: dem nichtlagebedingten Links- und Rechtstyp. Auch hier muß ich mich auf einzelne
Beispiele beschränken und kann die sich daraus ergebenden Fragestellungen
nur andeuten.

Die Extremitäten-Ekg der Abb. 56 und 57 zeigen die bekannten Linkstypen.
Es handelt sich um Hypertoniker mit stark linkshypertrophischem Herzen ohne
Zeichen von Herzschwäche.

Der Umlaufsinn der QRS-Schleife ist dem Uhrzeigersinn entgegengesetzt.
Die Schleifen sind in den linken oberen Quadranten und nach oben gerichtet,
und zwar so stark, daß man schon daraus schließen kann, es handelt sich um keine
reinen Lagetypen. Diese Form und Lage der QRS-Schleife ist für nichtlage-
bedingte Linkstypen charakteristisch. Die QRS-Ebene liegt fast in der Frontalebene, in Abb. 56b sogar etwas nach vorne zu gedreht, in Abb. 57b etwas
nach hinten zu.

Wenn hier nun das *VD im tiefen Inspirium* aufgenommen wird, so zeigt
sich, daß zwar deutliche Änderungen eintreten, daß sie aber nicht zur Herstellung einer normalen Lage der QRS-Schleife führen. Als Spitzenvektor
bezeichne ich in Abb. 56 die Verbindungslinie zwischen Nullpunkt und dem am
weitesten links liegenden Punkt der VD-Schleife. In Abb. 56b ist er nach links
oben in einem Winkel von etwa 45⁰ gerichtet. Im Inspirium (Abb. 56d) nähert
sich der Spitzenvektor mehr der Horizontalen, was dadurch zustande kommt,
daß der unten liegende Bogenteil weiter nach abwärts tritt; dabei verringert
sich der Horizontaldurchmesser der Schleife im Verhältnis zum vertikalen
Durchmesser (Streckung). Die QRS-Ebene wird ein wenig nach hinten gedreht,
so daß sie nun fast ganz in der Frontalebene liegt; der rücklaufende Schenkel
tritt sogar etwas von *hinten* an den Nullpunkt zurück.

Diese Änderungen der QRS-Schleife sind also durch die Lageänderung im
Inspirium bedingt. Man kann nun aber weiter sagen: die Abweichungen, die
die Abb. 56d noch vom normalen Vektordiagramm unterscheiden, müssen durch

intrakardiale Einflüsse erklärt werden. Die Abweichungen bestehen im wesentlichen darin, daß der rückläufige Schenkel hoch nach oben tritt und die QRS-Ebene auf der linken Seite in der Frontalebene liegt. Diese wären also zu „deuten".

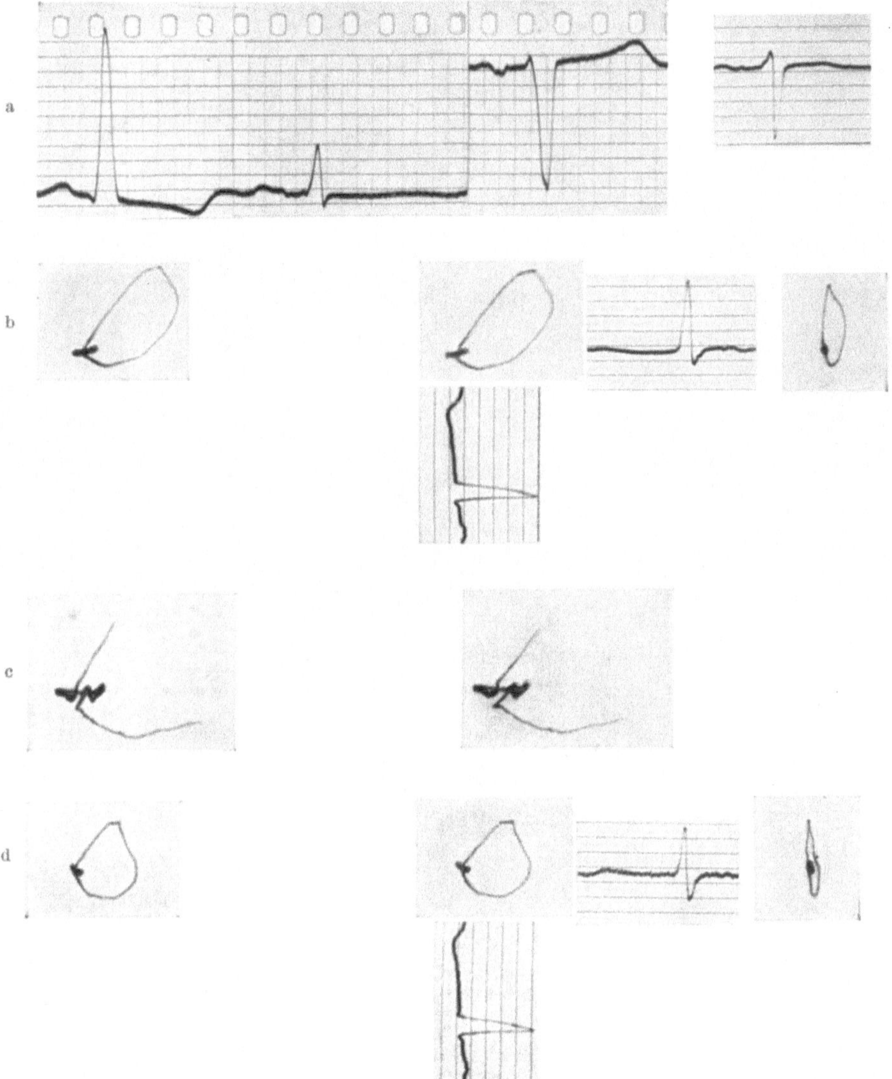

Abb. 56a—d. a Extremitäten-Elektrokardiogramme und Ekg in Ableitung 0—3 bei nicht lagebedingtem „Linkstyp" und Hypertrophie. b V D Verstärkerstufe 2. c Verstärkerstufe 4. Allolegie ist deutlich. d V D bei tiefer Einatmung. Verstärkerstufe 2.

In Abb. 57 sind die inspiratorischen Änderungen stärker als in Abb. 56, aber im Prinzip gleichartig. Von einem „Spitzenvektor" kann man bei der Form der QRS-Schleife nicht sprechen. Ebenso wie in Abb. 56d tritt auch in Abb. 57c der untere Bogenteil von QRS nach abwärts, wodurch die ganze Schleife heruntergezogen erscheint. Auch hier die „Streckung" der Schleife. Aber sie dreht sich sehr viel weiter nach hinten als in Abb. 56d, nämlich so weit, daß sie ganz in die Sagittalebene zu liegen kommt. Das sind also die lagebedingten Änderungen. Wenn man nun wieder fragt, wodurch sich die QRS-Schleife Abb. 57c von einer normalen unterscheidet, so ist es abermals die Höhe des rückläufigen

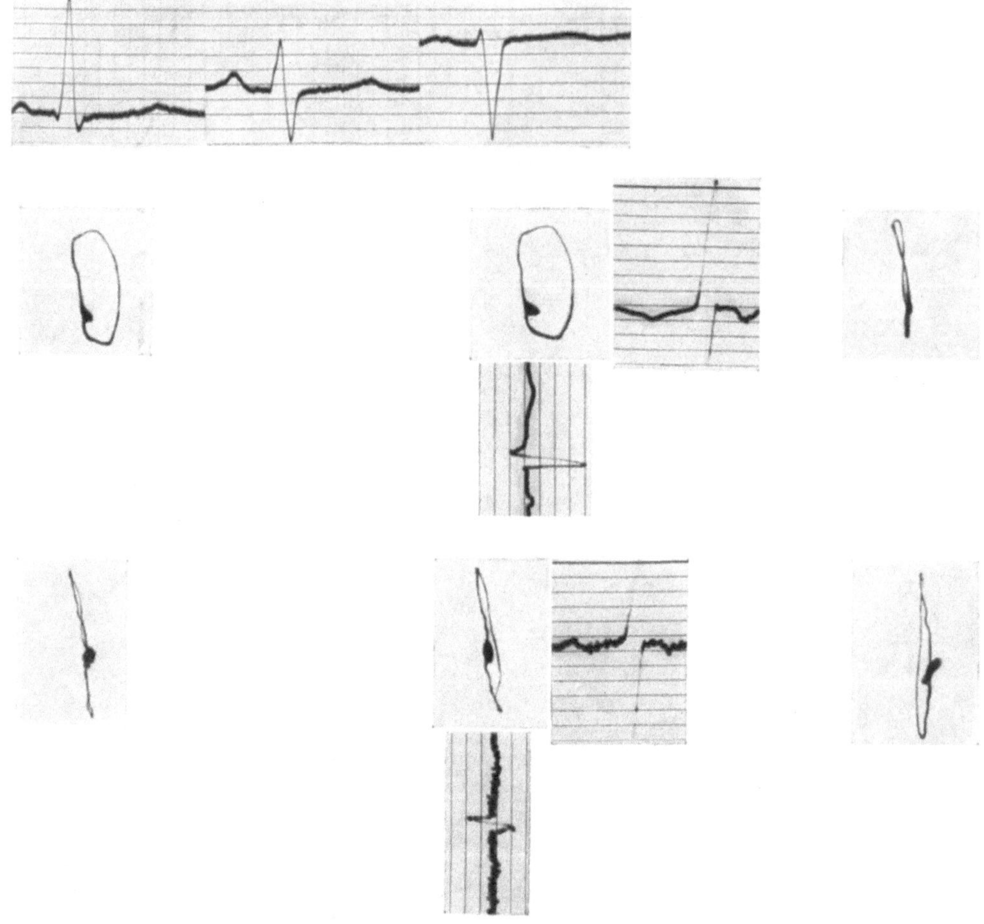

Abb. 57a—c. a Extremitäten-Elektrokardiogramme bei nicht lagebedingtem „Linkstyp“ und Hypertrophie. b VD Verstärkerstufe 2. c VD bei tiefer Einatmung. Verstärkerstufe 2.

Bogenteiles. Die Ebene aber liegt jetzt „fast normal“, ihre frontale Stellung in Abb. 57b war lagebedingt.

Welches sind nun die intrakardialen Einflüsse, die der QRS-Schleife in Inspirationsstellung ihre vom normalen VD abweichende Gestalt geben? Es kommen allein in Frage die beiden Einflüsse, die bei der Erörterung über die Linkstypen des Extremitäten-Ekg eine Rolle gespielt haben: die einseitige *Hypertrophie* an sich und eine einseitige *Leitungsverzögerung* im hypertrophischen Herzteil.

Die *Hypertrophie des linken Ventrikels* ändert das Massenverhältnis und damit auch das *Lageverhältnis* zwischen rechtem und linkem Ventrikel. Der linke

Ventrikel tritt nach außen und nach oben. In diesem Sinne ist von einer Reihe von Autoren (BURGER, KLINK, WENS, KOCH-MOMM) das „Überwiegungs-Ekg" auch bei Linkshypertrophie auf die Achsendrehung und Lageänderung zurückgeführt worden; Lageänderung also im Sinne eines anderen Lageverhältnisses beider Ventrikel verstanden, nicht von Lageänderung des Herzens in toto. Es ist durchaus möglich, daß die Höhe des von oben rückläufigen Bogenteiles, ja auch die frontale Stellung in Abb. 56d auf diesem besonderen Lageverhältnis beruht. Denn im tiefen Inspirium kann sich wohl die Lage des Herzens in toto ändern, nicht aber das Massen- und damit Lageverhältnis beider Ventrikel zueinander. Es wäre ein „Hypertrophie-VD".

Demgegenüber vertritt WEBER die Auffassung, daß im hypertrophischen Herzteile der Weg für die Erregung länger ist, daß daher der betreffende Ventrikel sich verspätet kontrahiert. Die Ekg der Abb. 56 und 57 wären danach durch eine „*Linksverspätung*" zu deuten. Er zieht Vergleiche mit den Ekg bei Schenkelblock, bei denen sich analoge Ekg-Veränderungen finden. Ich habe in den Abb. 52 und 53 Beispiele einer wohl einseitigen Verspätung gegeben; dort sahen wir, daß die atmungsbedingten Änderungen in Abb. 52 überhaupt fehlen, in Abb. 53 nur gering sind, d. h. nur zu einer Streckung des VD führen, aber die Ebene unbeeinflußt lassen. Da ich ferner auch bei der Besprechung der anderen Allodromien gezeigt habe, daß die Merkmale der Reizleitungsstörungen im VD bei der Atmung nicht verschwinden, so besteht die Möglichkeit, daß auch in den Abb. 56d und 57c der hohe Verlauf des rückläufigen Bogenteiles auf „Linksverspätung" zurückzuführen wäre.

Man sieht, daß bei dem gegenwärtigen Stand unserer Kenntnisse über das VD die Frage, ob Hypertrophie oder Verspätung noch nicht entschieden werden kann, sondern nur in genau gleicher Weise gestellt wird, wie bei den Extremitäten Ekg. Aber größere Erfahrungen werden hier zweifellos weiterbringen. Es muß die Entwicklung der Vektordiagramme bei Linkshypertrophie durch Jahre hindurch verfolgt werden; es müssen die Kennzeichen und die atmungsbedingten Änderungen bei reinen Leitungsstörungen ohne Hypertrophie und andererseits bei frühzeitiger Hypertrophie ohne Leitungsstörungen untersucht werden. Dabei wird natürlich der Vergleich mit den Extremitäten-Ekg, namentlich die Messung der QRS-Breite, eine große Rolle spielen. Denn zur Zeit kann man eine einseitige Verspätung mit Sicherheit nur dann feststellen, wenn QRS über die Norm hinaus verbreitert ist. Da in Abb. 56 die QRS-Breite nur 0,08—0,09 Sekunden beträgt, ist mir gerade hier die Deutung als „Linksverspätung" zweifelhaft.

Anzufügen wäre noch die Beobachtung, daß bei derartigen nichtlagebedingten Linkstypen die Potentialdifferenzen größer sind als bei normalen Vektordiagrammen. Die VD der Abb. 56b und d und Abb. 57b und c sind mit Verstärkerstufe 2 geschrieben, während man sonst die Stufe 3 oder 4 verwenden muß. Das steht im Einklang mit entsprechenden Beobachtungen beim Extremitäten-Ekg. Man kann das auch so ausdrücken, daß die Fläche, die von der QRS-Schleife bei diesen Linkstypen umschrieben wird, größer ist als bei normalen VD. Auch hier ergibt sich vielleicht ein Hinweis für weitere differentialdiagnostische Untersuchungen.

Nunmehr ist noch das *Verhalten der T-Schleife* bei den genannten Linkstypen zu besprechen.

Die Ableitung III des Ekg Abb. 56a hat das von KORTH und PROGER für Linkshypertrophien festgestellte Kennzeichen: die T III-Zacke ist nach oben gerichtet. Man betrachte zunächst noch einmal die Abb. 46, die eine reine Querlage darstellte: die T III-Schwankung ist nach unten gerichtet, d. h. sie hat dieselbe Richtung wie die R-Zacke. Dementsprechend verläuft die T-Schleife dort innerhalb der QRS-Schleife und zeigt Nomolegie. In Abb. 56 dagegen ist die T-Schleife aus der QRS-Schleife nach rechts seitlich und etwas nach vorne herausgeklappt, entsprechend auch ihrer diskordanten Richtung in der Extremitätenableitung I. Aus der größeren Verstärkung des VD (Abb. 56c) läßt sich das Verhalten genauer erkennen. Die QRS-Schleife kehrt von links

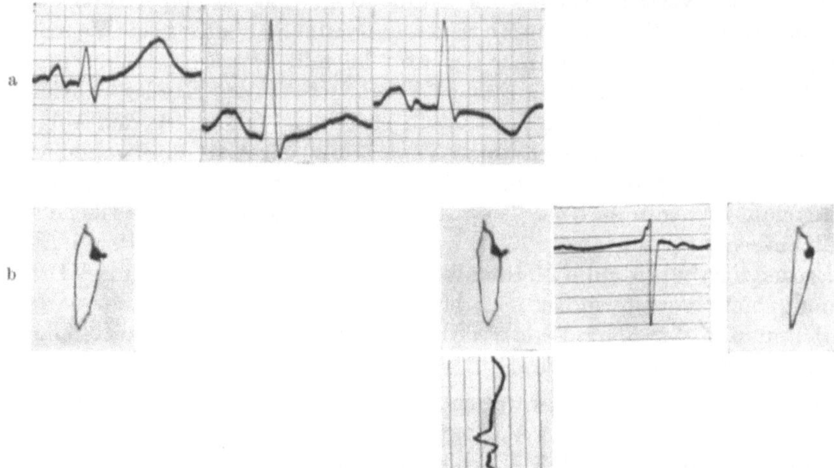

Abb. 58a und b. a Extremitäten-Elektrokardiogramme bei nicht lagebedingtem „Rechtstyp“.
b VD Verstärkerstufe 4.

oben zurück, läuft am Nullpunkt vorbei und bildet, horizontal nach rechts außen und vorne tretend, das *ST-Stück*, das dementsprechend im Ko-Ekg 0—1 „unterhalb“ der Nullinie, in Ko-Ekg 0—3 auf der Nullinie verläuft. Daran schließt sich der eigentliche T-Teil, von rechts zum Nullpunkt zurückkehrend.

Man erkennt hier auch deutlich, daß die kleine links vom Nullpunkt gelegene Schleife die P-Schleife darstellt, denn die P-Zacke ist im Ko-Ekg 0—1 nach links gerichtet, entgegen der T-Zacke. Im VD Abb. 56a sind diese beiden Schleifen nicht zu trennen.

Wenn man voraussetzt, daß der abnorme Verlauf des ST-Stückes und der T-Schleife im Vektordiagramm von *einem* zusammenhängenden Herzteil, nicht von mehreren Erregungsgebieten bestimmt wird und sich fragt, wo dieser Herzteil liegt, so muß man den ST- und T-Vektor über den Nullpunkt hinaus verlängern, entsprechend den bei Abb. 42 angestellten Überlegungen. Man gelangt dann in eine Gegend, die links gelegen ist und kann daraus schließen, daß es der *linke Ventrikel* ist, dessen Potentiale zu dieser Zeit überwiegen, und zwar nicht nur die Basis des linken Ventrikels. Ich schließe auf „*Linksüberdauern*“ der Erregung und hier wäre wieder an einem großen Beobachtungsgut zu klären, ob das Linksüberdauern mit der Hypertrophie an sich zusammenhängt oder Folge einer Linksverspätung ist.

Wahrscheinlich wird es sich, wie auch bei der Beurteilung der QRS-Schleife, nicht immer um ein Entweder-Oder handeln. Aber das Vektordiagramm wird die Möglichkeit bieten, die verschiedenen Bedingungen zu studieren.

In Abb. 58 gebe ich schließlich ein Beispiel eines pathologischen *Rechtstyps mit Allolegie*. Es handelt sich um eine dekompensierte Mitralstenose mit Insuffizienz. Die QRS-Schleife läuft, wie schon BURGER für solche Rechtstypen festgestellt hat, im Uhrzeigersinne, ihre Ebene liegt ziemlich diagonal. Die T-Schleife ist herausgeklappt, wobei in manchen Fällen zu bemerken und für die Deutung zu beachten ist, daß die T-Schleife dem Uhrzeigersinn entgegengesetzt umläuft. Man kann auf „*Rechtsüberdauern*" der Erregung schließen. Vice versa sind in bezug auf QRS-Schleife und T-Schleife die gleichen Fragen aufzuwerfen, wie bei der Besprechung des Linkstyps.

4. Änderungen von ST mit Nomolegie.

Aus der Abb. 56c ging schon hervor, daß man bei der Betrachtung der T-Schleife auch das ST-Stück berücksichtigen muß, nämlich dann, wenn es in den Ko-Ekg nicht auf der Nullinie, d. h. im Vektordiagramm nicht im Nullpunkt liegt. Als Beispiele dafür, wie sich alleinige Veränderungen des ST-Stückes im VD darstellen, gebe ich die Abb. 59—62, die in Digitalisversuchen gewonnen sind.

Abb. 59b zeigt ein Vektordiagramm bei etwas quergelagertem Herzen mit den Kennzeichen normalen Verhaltens. Abb. 59c: VD im Inspirium, die VD-Spitze tritt tiefer, die QRS-Schleife streckt sich, sie dreht sich nach der Sagittalebene zu, die T-Schleife macht die Lageänderung mit. Normales Verhalten.

Abb. 60b und c zeigen die VD, nachdem der Patient 5 Tage lang Digitalis erhalten hat. *Die QRS-Schleife hat sich nicht geändert*, auch in der Inspirationsstellung nicht. Die Veränderungen betreffen vielmehr allein den ST- und T-Anteil.

Zum Verständnis dieser Veränderungen betrachte man zunächst die Extremitäten-Ekg. Die Ekg der Abb. 60a zeigen die charakteristischen Digitalisveränderungen, nämlich Senkung des ST-Stückes in Ableitung I und II sowie Abflachung aller T-Zacken. Das gleiche ist in den Ko-Ekg der Abb. 60b zu bemerken, namentlich im Ko-Ekg 0—3 verläßt die ST-Strecke die Nullinie bogenförmig nach oben, um dann in die nach unten gerichtete T-Zacke überzugehen. *Demnach muß auch im Vektordiagramm der oberhalb des Nullpunktes gelegene Anteil der T-Schleife dem ST-Stück entsprechen, der unten gelegene dagegen dem eigentlichen T-Anteil.*

Deutlich ist der Verlauf nun in der mit größerer Verstärkung geschriebenen Abb. 60d. Man sieht im stereoskopischen Bild, wie die S-Schleife von rechts oben und hinten zurückstrebt, dann vor Erreichen des Nullpunktes plötzlich nach oben abbricht und in das dicke ST-Stück übergeht. Dieses wendet sich nach links und unten; der unten liegende Haken, der dann von unten her zum Nullpunkt gelangt, ist die *eigentliche T-Schleife!* Prüfen wir diese auf das Vorhandensein normaler Merkmale, so erkennen wir, daß die Verlängerung des rückläufigen Teiles über den Nullpunkt in die Gegend des S-Vektors gerichtet ist. Es ist also *Nomolegie* ebenso gewahrt, wie im VD *vor* der Digitalisbehandlung; die Tatsache, daß das ST-Stück nach oben ausbiegt, darf nicht veranlassen, eine Allolegie anzunehmen.

Noch stärker sind die Veränderungen in Abb. 62. In Abb. 61 b sieht man
zunächst ein normales Vektordiagramm bei mäßiger Querlage, QRS-Ebene
diagonal eingestellt. Die Verstärkung Abb. 61 c läßt den Ansatz der T-Schleife
am Nullpunkt, ihre normalen Lagebeziehungen zu dem nur kleinen S-Vektor
erkennen. Vor der Aufnahme der Abb. 62 hat der Patient 5 Tage lang Digitalis

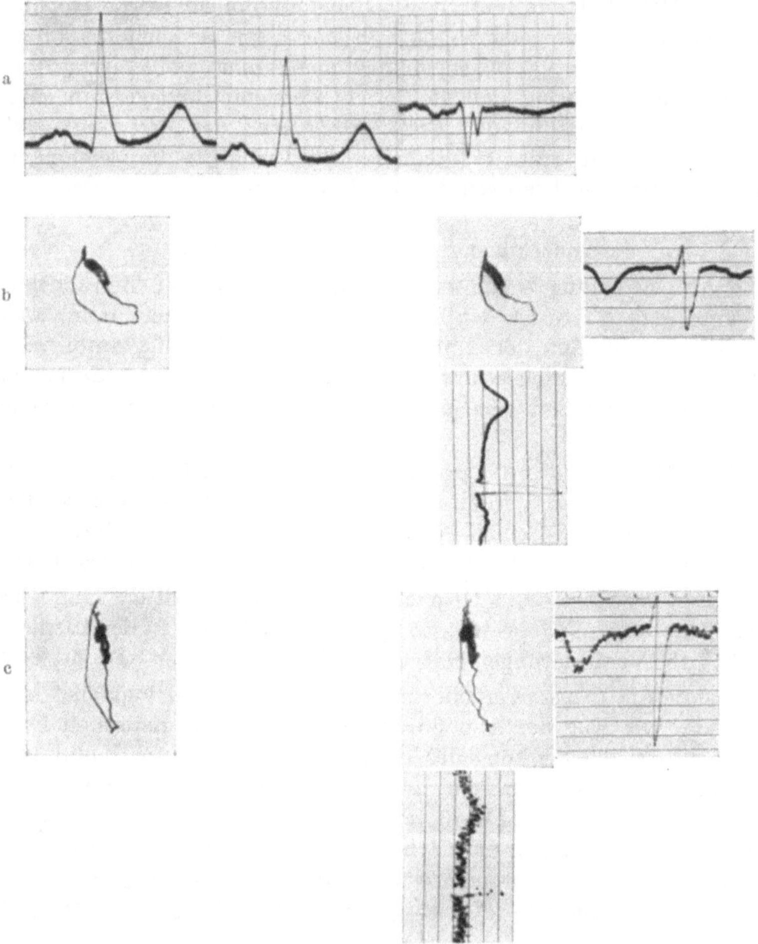

Abb. 59a—c. a Extremitäten-Elektrokardiogramme. b Normales VD bei mäßiger Querlage. c VD bei tiefer
Einatmung. Verstärkerstufen 4.

erhalten. Das Extremitäten-Ekg zeigt die Senkung von ST und Abflachung
der T-Zacke. Das Verhalten des ST-Teiles in Abb. 62 b und c wird wieder durch
das Ko-Ekg 0—3 geklärt: die S-Schleife tritt zum Nullpunkt zurück, die Kurve
erhebt sich dann nach links außen zum ST-Stück, dreht sich im Sinne des Uhrzeigers und tritt von links seitlich und unten zum Nullpunkt. Auch hier erfolgt
der Rückgang also so, daß die über den Nullpunkt gedachte Verlängerung auf
den S-Vektor zu gerichtet ist: es ist *Nomolegie*.

Wenn man die Abb. 62 nur oberflächlich betrachtet, könnte es scheinen,
als wenn die T-Schleife aus der QRS-Schleife herausgeklappt, also pathologisch

wäre. Es war zu zeigen, daß das nicht der Fall ist, sondern der kleine Rest der T-Schleife richtig liegt. Der Vergleich mit den Ko-Ekg kann also klinisch sehr wichtig sein.

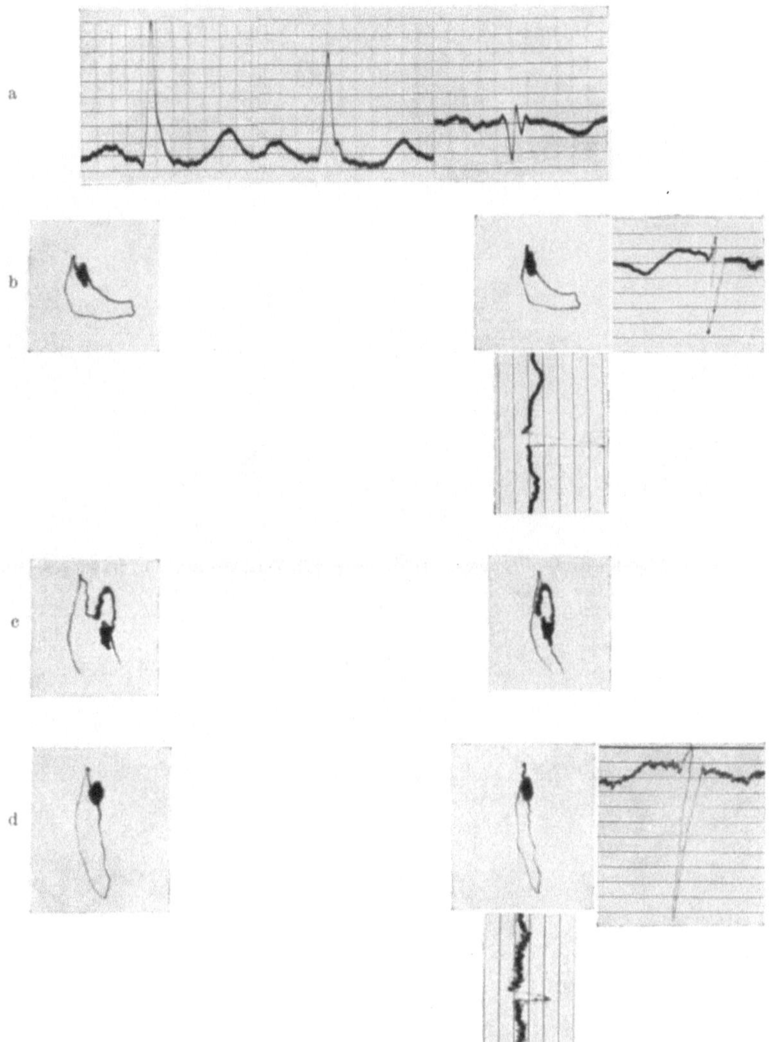

Abb. 60a—d. Patient der Abb. 59 nach Digitalisbehandlung. a Extremitäten-Elektrokardiogramme. b VD Verstärkerstufe 4. c Verstärkerstufe 5. d VD bei tiefer Einatmung. Verstärkerstufe 4.

Die Bedeutung des VD in diesen Fällen liegt aber noch in dem Nachweis, daß die Digitalisveränderungen auf das ST-Stück beschränkt sind. *Die Veränderung des ST-Stückes ist keine Folge einer Änderung der Erregungsausbreitung, denn dann könnte die QRS-Schleife nach Digitalis sich nicht genau so verhalten, wie vor der Digitalisbehandlung,* sie müßte etwa Änderungen des S-Anteiles aufweisen oder in eine andere Ebene treten. Nichts davon ist der Fall. Das entspricht dem von uns geführten Nachweis (SCHELLONG und STETZER), daß

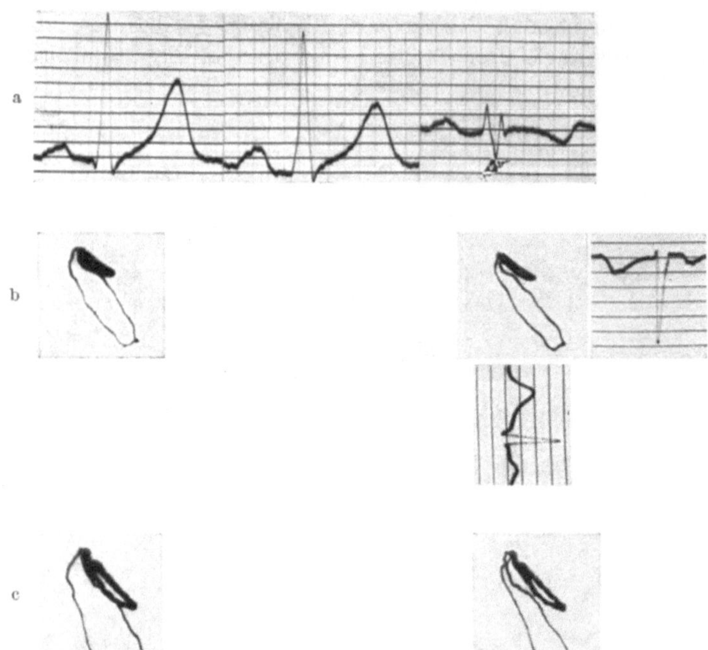

Abb. 61a—c. a Extremitäten-Elektrokardiogramme. b Normales V D. Verstärkerstufe 3. c Verstärkerstufe 5.

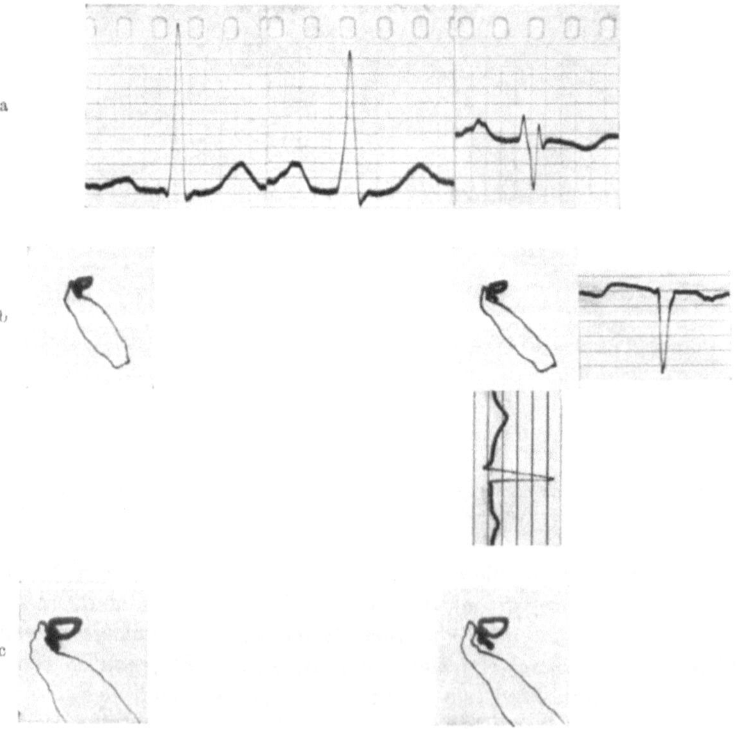

Abb. 62a—c. Patient der Abb. 61 nach Digitalisbehandlung. a Extremitäten-Elektrokardiogramme.
b Verstärkerstufe 3. c Verstärkerstufe 5.

im Ekg sich die Form und Breite der QRS-Zacke nach Digitalis nicht ändert. Es ist also ein Einfluß auf die „Erregungsform", nicht auf die Erregungsausbreitung, die Koordination der Herzteile bleibt gewahrt. Es geht somit nicht an, die Änderung von ST und T im Ekg auf eine Änderung der Erregungsausbreitung zu beziehen, wie es WEBER tut.

In anderen Beobachtungen, namentlich bei insuffizienten Herzen, ergibt sich ein deutlicher Einfluß der Behandlung auf alle Teile des VD. Das vorher pathologische VD wird normalisiert, die Besserung des VD entspricht der klinischen Besserung. Inwieweit die „Besserung" und die Digitalis in ihrer Wirkung auf das VD konkurrieren, soll hier nicht mehr erörtert werden. Es ergeben sich dieselben Gesichtspunkte wie bei der Beurteilung des Ekg (SCHELLONG und STETZER).

5. Vektordiagramme bei Myokardinfarkt.

Abb. 63 ist das VD eines frischen Myokardinfarktes. Das Ekg läßt auf Hinterwandinfarkt schließen.

Der Umlauf des VD, wie er sich aus dem Vergleich mit dem Ko-Ekg ergibt, ist in Abb. 63c noch besonders gezeichnet. Am Nullpunkt erkennt man die kleine P-Schleife. Die QRS-Schleife tritt nach links oben und vorne, dann scharf nach unten und hinten, wendet sich aufwärts auf die rechte Seite und gelangt dann über einige Einkerbungen nach vorne zu einem Punkt, auf dem sie verweilt. *Dieser Punkt entspricht dem ST-Anteil*, welcher somit nach rechts, etwas nach unten und (im stereoskopischen Bild) auch ein wenig nach hinten liegt. Danach geht die Kurve geradlinig zum Nullpunkt zurück. Die QRS-Schleife zeigt also *Allodromie*, welche darauf zurückzuführen ist, daß der Infarkt Äste des Reizleitungssystems miteinbegriffen hat. Das ist die erste klinisch wichtige Feststellung, die man aus dem VD treffen kann.

Die zweite betrifft die *Lokalisation des Infarktes*. Für die Bestimmung des Sitzes war das Verhalten des ST-Stückes im Ekg maßgebend. Vergleichende elektrokardiographische und anatomische Untersuchungen von BÜCHNER, WEBER und HAAGER haben ergeben, daß beim sog. Vorderwandinfarkt das ST-Stück in Ableitung I über der Nullinie, beim Hinterwandinfarkt unter der Nullinie verläuft. In Übereinstimmung mit diesen empirischen Feststellungen kann man auch den Sitz des Infarktes mit einiger Annäherung aus dem Dreieckschema ermitteln. Die Extremitätenableitung freilich gestattet nur eine Lokalisation in der „Frontalebene", während man zur Entscheidung, ob vorne oder hinten, thorakale Ekg-Ableitungen in der Sagittalebene zu Hilfe nehmen muß. Hier ist auch die neue Darstellung von UHLENBRUCK aufschlußreich.

Ohne auf die Entstehung verschiedener Infarkt-Ekg im einzelnen einzugehen, nenne ich kurz die Gedankengänge, die nach meiner Meinung hier maßgebend sind. Der infarzierte Muskelbezirk wirkt als „verletzte" Stelle im elektrophysiologischen Sinne. Leitet man zum Elektrokardiographen ab, so zeigt sich der „Demarkationsstrom". Aber im Gegensatz zu einer sonst vertretenen Auffassung möchte ich betonen, daß der Demarkationsstrom nicht in den Ekg-Zacken enthalten ist, sondern einen „Ruhestrom", also ein Potential darstellt, das *außerhalb* der Herzaktion, nämlich während der *Pause* zwischen zwei Ekg zur Geltung kommen muß. Die *Nullinie* ist also verschoben und von ihr hebt sich, der „negativen Schwankung" vergleichbar, der „monophasische Aktionsstrom" bei Coronarinfarkt ab, der also in seinem Plateau bzw. in seiner ST-Strecke einem Nullpotential entspricht. Die Lokalisation des „verletzten" Bezirkes ergibt sich dann, wenn man sich vergegenwärtigt, daß während der Pause zwischen zwei Herzschlägen der Demarkationsstrom vom verletzten Bezirk *fort*gerichtet sein muß, daß somit der Ausschlag während der monophasischen

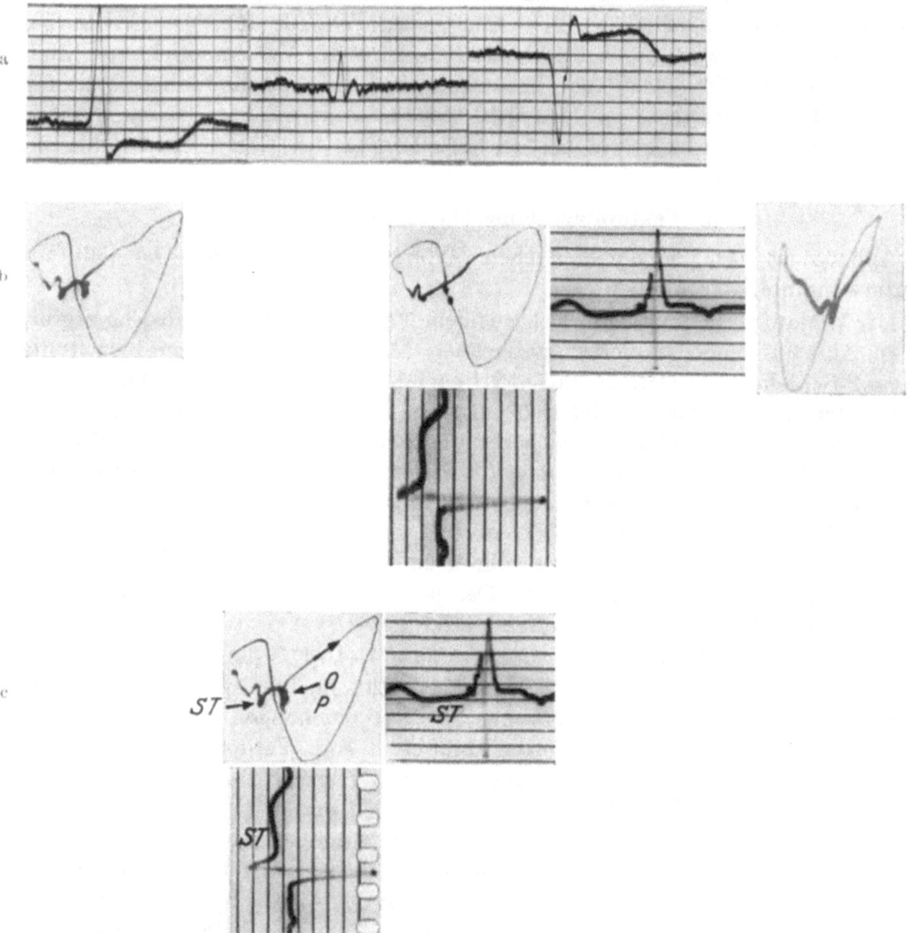

Abb. 63a—c. a Extremitäten-Elektrokardiogramme bei frischem Hinterwandinfarkt. b V D mit Allodromie und Verlagerung des ST-Punktes. Verstärkerstufe 3. c V D mit Bezeichnungen zur Erläuterung.

Schwankung (ST-Stück) *in die Richtung* des Infarktes weisen muß. Wenn man die Lage des ST-Stückes in den Extremitäten-Ekg nach dem Dreieckschema untersucht, so ergibt sich, daß beim Vorderwandinfarkt der infarzierte Bezirk auf der linken Herzseite, beim Hinterwandinfarkt mehr auf der rechten Herzseite zu suchen ist, was den anatomisch gefundenen Verhältnissen bei typischen Fällen in der Tat entspricht.

Wenn man nun die Lage des Myokardinfarktes aus dem V D festzustellen sucht, so ergibt sich wieder nichts anderes, als was man auch aus dem Linear-Ekg *konstruieren* kann, nur in sicherer und *räumlich anschaulicher* Weise. Vorausgesetzt, daß es sich um einen frischen und zusammenhängenden Infarkt handelt, weist die Lage des ST-Stückes in die Richtung des Infarktes. *In* Abb. 63 *ist also der Infarkt auf der rechten Herzseite, ein wenig nach unten und hinten zu anzunehmen.* Über seine Ausdehnung erfahren wir hieraus nichts.

Autoptische Kontrollen fehlen uns noch, desgleichen genügende Serienbeobachtungen. Daher kann ich noch nicht sagen, was aus den VD bei älteren Infarkten zu schließen ist.

In Abb. 64 handelt es sich um einen schon einige Monate alten Infarkt. Die ST-Strecke der Ko-Ekg ist nicht mehr von der Nullinie abgesetzt, nur die T-Zacke ist sehr hoch. Im VD sieht man Allodromie nach Art des Blockes in einem

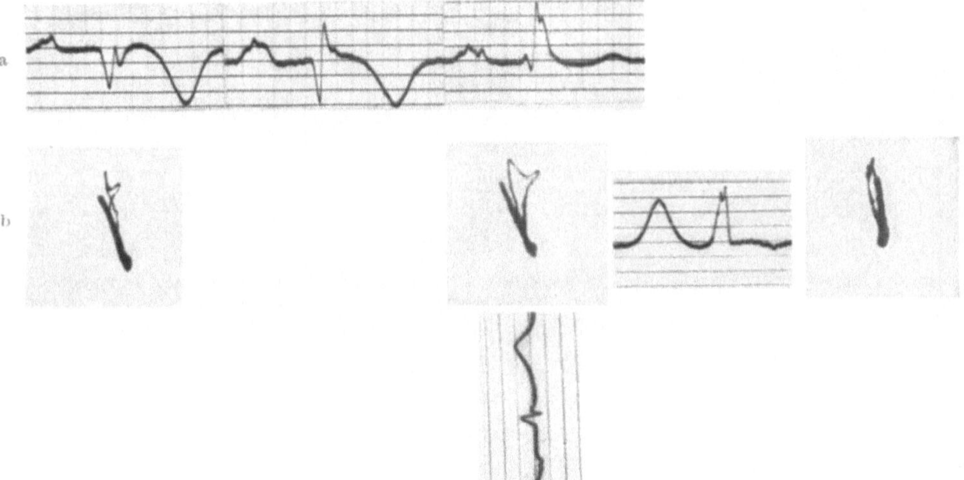

Abb. 64 a und b. a Extremitäten-Elektrokardiogramme bei älterem Infarkt. b VD mit Allodromie und abnormer T-Schleife. Verstärkerstufe 3.

größeren Schenkelast: die QRS-Schleife verläuft steil aufwärts, frontal gesehen in Uhrzeigersinn, und steht in einer nach links hinten gerichteten Diagonalebene. Rechts daneben erhebt sich steil nach oben die T-Schleife.

6. Vektordiagramme von Extrasystolen.

Schließlich sollen die Abb. 65 und 66 noch Beispiele von Extrasystolen geben.

In Abb. 65 sind die Ko-Ekg mit aufgenommen. Aus ihnen ergibt sich, daß das VD auf der linken Seite eine kleine Strecke horizontal, dann nach unten tritt, dann nach rechts und im Bogen in Nullpunktnähe zurücktritt; unmittelbar daran schließt sich die starke nach oben gerichtete T-Schleife. Im stereoskopischen Bild ist die QRS-Schleife etwas nach hinten, die T-Schleife etwas nach vorne zu geneigt, so daß eine schräge Ebene zustande kommt.

Auch aus den Abb. 66 a—c, die noch Extrasystolen bei drei anderen Personen zeigen, ergibt sich, daß *das gesamte Vektordiagramm in ungefähr einer Ebene beiderseits vom Nullpunkt* liegt; auf der einen Seite die QRS-Schleife als Darstellung der Ausbreitung der Erregung, auf der anderen Seite, der QRS-Schleife gegenüber, die T-Schleife als Darstellung des Aufhörens der Erregung. In den

Abb. 66 a und b liegen die Ebenen frontal oder auch etwas diagonal; in der Abb. 66 c
springt die QRS-Schleife weit nach vorne vor, die T-Schleife weit nach hinten

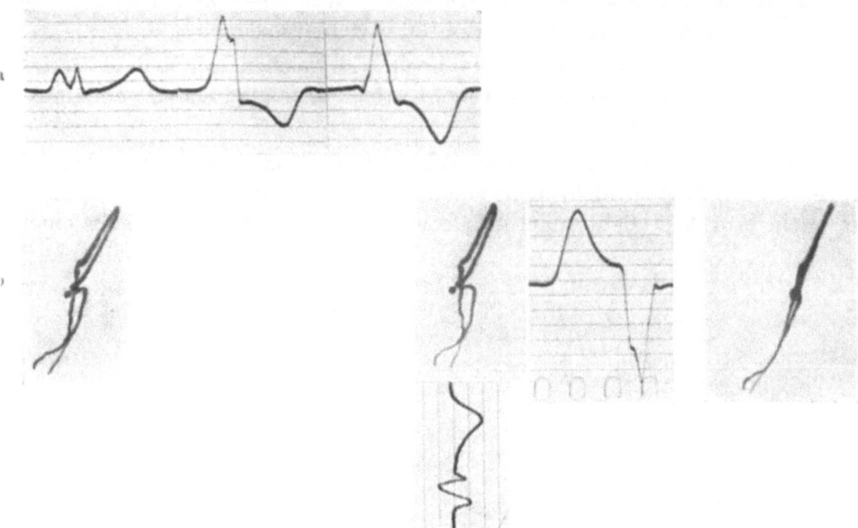

Abb. 65 a und b. a Extremitäten-Elektrokardiogramme bei einer Extrasystole. b V D bei einer Extrasystole.
Verstärkerstufe 2.

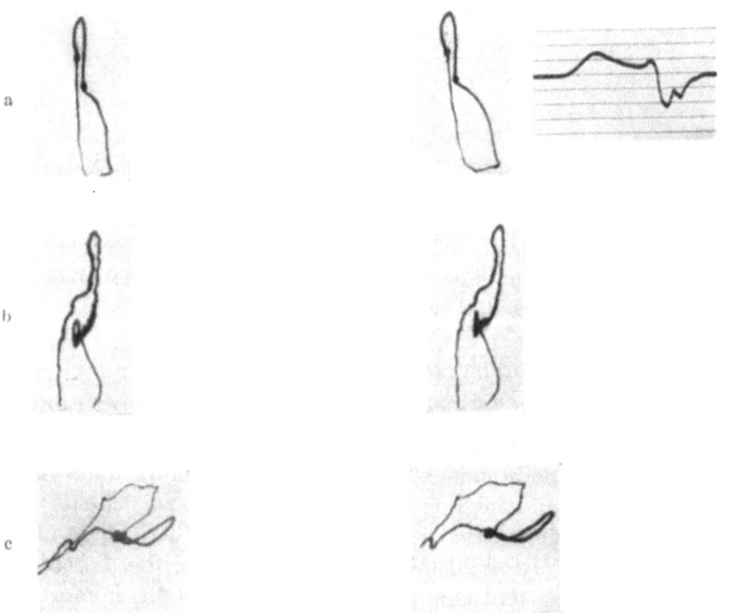

Abb. 66 a—c. Drei V D bei Extrasystolen. Das Ekg in a ist in Ableitung III aufgenommen.
Verstärkerstufen 2 und 5 (b).

zurück, so daß die ganze Figur fast in einer Horizontalebene liegt, mit schmetter-
lingsflügelartig vom Nullpunkt etwas abgebogenen Schleifen.

Das Vektordiagramm gibt eine gute Anschauung von dem *Erregungsprozeß* bei Extrasystolen. Von ihrem Ursprungsort breitet sich die Erregung über das ganze Herz aus; man kann annehmen, daß zur Zeit der Spitze der Anfangsschleife etwa eine Herzhälfte erregt ist, die nicht anatomisch einem Ventrikel zu entsprechen braucht. Auch den *Ursprungsort* kann man ungefähr angeben: in Abb. 65, 66a und b dürfte er mehr in der Herzmitte liegen, in Abb. 66c hinten nach der Gegend der Herzspitze zu. Da die T-Schleife der QRS-Schleife sozusagen gegenüberliegt, würde das besagen, daß die Herzmuskelteilchen in der Reihenfolge desaktiviert werden, in der sie aktiviert worden sind.

Entsprechend der Größe der Ausschläge müssen die Extrasystolen mit geringer Verstärkung (etwa Stufe 2) geschrieben werden. Sonst werden sie so groß, daß sie die Filmbreite überschreiten (Abb. 66b).

III. Vektordiagramme bei Extremitätenableitung.

Im Kap. B II, S. 14, habe ich geschildert, wie wir beim Beginn der Entwicklung der klinischen Vektordiographie vor einem Scheidewege standen: sollten wir die Extremitätenableitung für eine klinische Methode wählen oder thorakale Ableitungen? Wir entschieden uns schließlich für thorakale rechtwinklig zueinanderstehende Ableitungen, und zwar 1. auf Grund theoretischer Überlegungen und praktischer Versuche über eine exakte räumliche Darstellung, die bei Extremitätenableitung nicht möglich ist, 2. aber auch wegen der Gleichmäßigkeit der klinischen Resultate bei normalen Vektordiagrammen, die man bei Extremitätenableitung nicht in dieser Weise erhalten kann.

Nachdem der Grund 1. eingehend in Kap. B II 1 behandelt worden ist, komme ich jetzt, nachdem inzwischen die klinischen Ergebnisse dargelegt worden sind, noch auf Punkt 2 zu sprechen.

Eines der Merkmale unserer Vektordiagramme bei herzgesunden Menschen mit normaler Herzlage bestand darin, daß die QRS-Schleife einen stetigen Umlauf zeigt, der nur in seltenen Fällen von Einbuchtungen unterbrochen wird, die erstens flach sind (Abb. 30 und 34) und zweitens aus der Hauptebene der QRS-Schleife nicht wesentlich herausfallen. An dem Vorhandensein des einen oder anderen Merkmals oder beider zusammen läßt sich — oft auch ohne Atmungsversuch — die „Harmlosigkeit" solcher Einbuchtungen erkennen. Für *Vektordiagramme* aber, die in *Extremitätenableitung* aufgenommen sind, läßt sich dieses Merkmal nicht verwerten. Denn die Erfahrung lehrt, daß hier *gerade bei normalen Herzlagen stärkere Buchtungen* oft vorhanden sind. Sie hängen mit der bekannten Tatsache zusammen, daß die Extremitätenableitung III häufig Knoten und Splitterungen zeigt. Der Kliniker weiß zwar, daß sie meist nichts Krankhaftes zu bedeuten haben, er hat sich daran gewöhnt, sie im Ekg zu „übersehen". Aber da ja das Extremitäten-Vektordiagramm die Extremitätenableitung III enthält, müssen diese Knotungen sich im Extremitäten-VD als Buchtungen der QRS-Schleife bemerkbar machen, womit das *Fehlen* von Ein- oder Ausbuchtungen als Kennzeichen für normales Verhalten fortfällt.

Es ist nun auffallend, daß die Knoten aus den Ekg sehr oft verschwinden, sobald man die Elektroden von der Extremitätenableitung III auf die der Ableitung III entsprechenden thorakalen Ableitungsstellen 0 und 3 verschiebt. Um dieses zu zeigen, habe ich in einigen Abbildungen des klinischen Teiles neben die Extremitätenableitung III der oberen Reihe noch die Ekg 0—3 zum Vergleich gestellt. Man sieht z. B. in Abb. 32, daß die Knoten der Ableitung III in Ableitung 0—3 verschwinden; in Abb. 34, daß von der Splitterung der Ableitung III in der Ableitung 0—3 nur eine Einkerbung in der R-Spitze übrigbleibt. Auch Abb. 35, 44 und 47 geben Beispiele. Das bedeutet aber nichts anderes, als daß im thorakalen Vektordiagramm keine den Knoten entsprechende Ausbuchtungen zu finden sind. In der Abb. 46 einer i.v. Reizleitungsstörung dagegen bleibt die Splitterung auch in Ableitung 0—3 erhalten, daher ist die Einkerbung im thorakalen Vektordiagramm vorhanden.

Durch diesen Unterschied zwischen Ableitung III und Ableitung 0—3 ließ sich empirisch das verschiedene Verhalten von Extremitäten-Vektordiagrammen und thorakalen Vektordiagrammen erklären. Die Ursache für den Unterschied sehe ich einmal in einer Änderung der Ableitungsrichtung aus einer senkrechten (Ableitung 0—3) in eine etwas schräg liegende (Ableitung III), vor allem aber darin, daß bei Extremitätenableitung III die als Elektroden wirkenden Ansätze des linken Armes und linken Beines große Flächen darstellen, die *seitlich und von unten* ableiten und daher Frontalprojektionen und Sagittalprojektionen gleichzeitig aufnehmen. Hierdurch dürfte namentlich in der herznahen Ableitung III die Überlagerung von viel zahlreicheren Potentialdifferenzen zur Geltung kommen — damit eben die Knoten und Splitterungen —, als in unserer rein frontalen Ableitung 0—3.

Wir haben die Dinge nicht weiter systematisch untersucht, da es uns weder auf eine Erforschung der Ursachen ankam, noch auf einen systematischen Vergleich zwischen den Ergebnissen unserer klinischen Vektordiagraphie mit den der Extremitäten-Vektordiagraphie, sondern lediglich auf die Begründung *unserer* Methode. Wenn H. E. und W. HOLLMANN den Einwand machen, daß Ausbuchtungen, die allein durch den Einfluß der Ableitung zustande kommen, sich bei Extremitätenableitung viel weniger stark bemerkbar machen, als bei Brustwandableitung, so kann das einfach durch den Hinweis auf die nicht bestrittene Tatsache widerlegt werden, daß gerade in *Extremitäten*ableitung III diese Knotungen sehr viel *häufiger* sind als bei Brustwandableitung 0—3.

Wenn wir somit auch aus diesen Beobachtungen den Schluß gezogen haben, daß das Extremitäten-VD nicht den klinischen Fortschritt bringen kann, den wir uns von einer Methode der Vektordiagraphie versprechen, so hat doch die *Extremitäten-Vektordiagraphie* einen bestimmten, aber begrenzten *Verwendungsbereich:* nämlich die *Erläuterung von einigen Besonderheiten in den Extremitäten-Ekg*, die sie wiederum in anschaulicher Weise zur Darstellung bringt.

Zur Methodik schalte ich folgendes ein. Wir behalten unsere Apparatur bei und legen die Extremitätenableitung I an das waagerechte, die Extremitätenableitung III an das senkrechte Plattenpaar des BRAUNschen Rohres an, Ableitung II wird nicht geschrieben. Zur richtigen Bewertung der so gewonnenen Extremitäten-Vektordiagramme müssen wir uns klar machen, daß die Registrierung nicht mehr der Ableitungsart genau entspricht. Denn während die Ableitungslinie rechter Arm—linker Arm zu der Ableitungslinie linker Arm—linkes Bein nicht senkrecht steht, übertragen wir diese Ableitungen gleichwohl auf *senkrecht* zueinanderstehende Plattenpaare. Nach den früher gemachten Darlegungen muß das Vektordiagramm dadurch eine andere Form erhalten.

Als Beispiel für den Unterschied gebe ich die Abb. 67. In der oberen Reihe sieht man die Extremitäten-Ekg und das auf diese Weise gewonnene Extremitäten-Vektordiagramm. In der unteren Reihe ist das Vektordiagramm nach unserer klinischen und exakten Methode dargestellt, also in rechtwinkliger Ableitung und

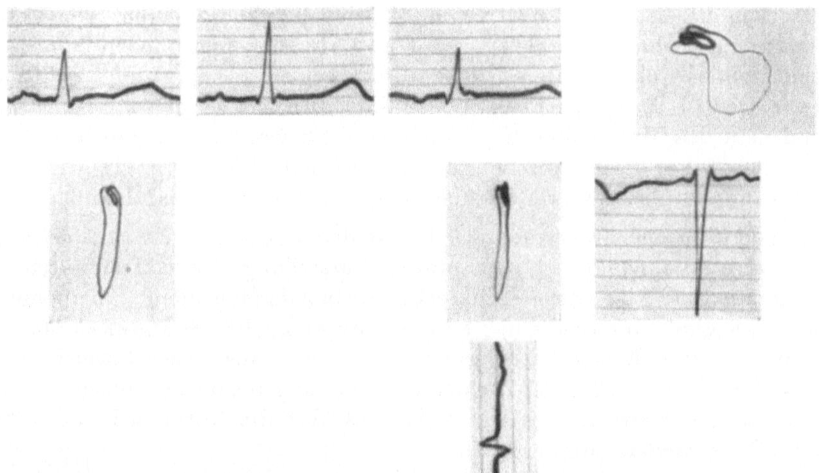

Abb. 67. *Obere Reihe:* Extremitäten-Elektrokardicgramme der Ableitungen I, II und III. Extremitäten-Vektordiagramm. *Untere Reihe:* Thorakales stereoskopisches Vektordiagramm mit den Komponenten-Ekg 0—3 und (unten) 0—1.

in rechtwinkliger Übertragung. Man sieht, daß der Spitzenvektor im Extremitäten-VD eine „falsche" Richtung hat, man erkennt im übrigen aber auch die eben besprochenen Einbuchtungen, die mit der Extremitätenableitung an sich zusammenhängen, also mit den Knoten der Ableitung III (obere Reihe), während die Ableitung 0—3 (untere Reihe rechtes Bild) und damit das thorakale VD keine Knoten aufweisen.

Es leuchtet ein, daß man aus unseren Extremitäten-VD keinen Vergleich mit dem Dreieckschema EINTHOVENs ziehen darf; der Wert für den Winkel α entspricht bei unserer Art der Übertragung nicht dem aus dem Dreieckschema errechneten Wert. Will man aus einer besonderen klinischen Fragestellung den Winkel α und den Vektorenverlauf so, *wie er sich unter Zugrundelegung des Dreieckschemas ergeben müßte,* vektordiagraphisch darstellen, so muß man die Triographie von H. E. und W. HOLLMANN verwenden. Für diese Darstellung unter der Voraussetzung der Gültigkeit des Dreieckschemas ist die Triographie geeignet. Diese Fragestellung schaltet aber bei unserer Art der Registrierung aus.

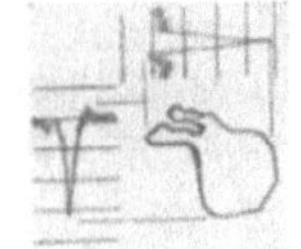

Abb. 68. Beziehungen zwischen Extremitäten-Vektordiagramm und seinen beiden Komponenten Ableitung I (oben) und Ableitung III (links). Erläuterung im Text.

Dafür gestattet unser Extremitäten-VD wiederum einen leichten Vergleich zwischen den Extremitätenableitungen I und III, der aus Triogrammen nicht so anschaulich zu erhalten ist. Denn, wie Abb. 68 zeigt, ergibt sich die Ableitung I als Projektion der im Extremitäten-VD enthaltenen Potentialdifferenzen auf eine Horizontale, die Ableitung III als Projektion auf eine Vertikale. Sehr anschaulich kommen hierbei die *zeitlichen Beziehungen zwischen Ableitung I und III* zur Geltung. Man erkennt, daß die Spitzen von R I und R III zeitlich nicht zusammenfallen, daß vielmehr die Spitze von R III erst später erreicht wird. Durch Lotung des der Spitze von R III entsprechenden unteren Bogenteiles des VD auf die Ableitung I läßt sich genau die Strecke im absteigenden Schenkel von R I bestimmen, die zeitlich mit R III zusammenfällt. So lassen sich alle Punkte und Strecken dieser beiden Ableitungen zeitlich genau koordinieren. Umgekehrt kann man, auch ohne die Ableitungen I und III zu kennen, jeden Punkt des Extremitäten-VD ohne weiteres jeder dieser beiden Komponenten zuordnen, und zwar, weil sie *senkrechte* Projektionen darstellen, bei einfacher Betrachtung, während man das Triogramm in genauen Winkeln von 60° hin und her drehen müßte. Unser Vergleich zwischen Ableitung I und Ableitung III wird eben dadurch so anschaulich, daß wir die Ableitungen senkrecht zueinander übertragen.

Für jede klinische Fragestellung, die mit den Beziehungen von Ableitung I und III zusammenhängt, ist also unsere Darstellung des Extremitäten-VD als Zusammensetzung zweier senkrecht zueinanderstehenden Komponenten besonders geeignet. Ich denke hier an die Untersuchungen SCHLOMKAS über den „Typenindex" der Elektrokardiogramme, der sich aus einer Formel ergibt, in der die Ausschlagsgrößen der Zacken der Ableitungen I und III enthalten sind. Hier könnte das Extremitäten-VD Aufschluß über die Natur z. B. der altersbedingten Verschiedenheiten ergeben.

Weiterhin können mit unserer Methode *vergleichende* Untersuchungen bei ein und demselben Menschen vorgenommen werden, soweit es sich um begrenzte Fragestellungen über das Extremitäten-Ekg handelt. Wenn es sich, wie in Kap. C II 4, S. 75, um die Frage handelt, ob die Änderungen von ST und T im Ekg nach Digitalis mit einer gleichzeitigen Änderung der Erregungsausbreitung einhergehen oder nicht, so kann das natürlich an der QRS-Schleife des Extremitäten-VD genau so festgestellt werden wie am thorakalen VD.

Mit gutem Erfolg haben wir vergleichende Untersuchungen an ein und demselben Menschen über die *Bedeutung von Knotungen und Splitterungen des Extremitäten-Ekg vorgenommen* (SCHELLONG und SCHWINGEL). Wir konnten zunächst die schon erwähnte Tatsache feststellen, daß den Knoten in der QRS-Zacke Ausbuchtungen in der QRS-Schleife entsprechen. Aus der Elektrokardiographie ist seit langem bekannt, daß im Inspirium solche Knoten auftreten oder verschwinden. Daher zogen wir den Atmungsversuch zur vektordiagraphischen Klärung heran. Dabei ergab sich, daß in ganz entsprechender Weise auch im Extremitäten-VD Ausbuchtungen auftreten oder verschwinden, oder, falls Knoten im Ekg an eine andere Stelle rücken, dies auch im VD zum Ausdruck kommt. Wir kamen zu dem Schluß, *daß das Verschwinden von Ausbuchtungen dafür spricht, daß es sich um „harmlose" Knoten und Splitterungen handelt.*

Hierbei haben wir auch eine *stereoskopische Darstellung* von Extremitäten-VD vorgenommen. Wir haben die Elektrode des rechten Armes geteilt, indem wir für die eine Ableitung die Elektrode vorn unter das Schlüsselbein, für die andere auf den Rücken legten, während die beiden anderen Elektroden jeder Ableitung vom linken Arm und linken Bein gebildet werden. Dadurch haben wir in einer unserer thorakalen, stereoskopischen Darstellung entsprechenden Weise aus *zwei Ebenen* abgeleitet, die in einem kleinen Winkel zueinander stehen. Die beiden so erhaltenen Vektordiagramme geben einen guten stereoskopischen Eindruck.

Aber ich möchte nicht versäumen, darauf hinzuweisen, daß sich auf diese Bilder nicht die räumlichen Merkmale beziehen sollen, die wir als normale Kennzeichen für die thorakale Ableitung aufgestellt haben; für *vergleichende* Untersuchungen aber an ein und demselben Menschen ist diese stereoskopische Darstellung geeignet, und zwar zweifellos besser als die fehlerhafte Methode, bei welcher die Beinelektroden ausgetauscht werden (vgl. Kap. B II 3 b, S. 27).

Mit Hilfe dieser stereoskopischen Darstellung konnten wir die Lageänderungen des Herzens bei der Atmung, die schon ausführlich beschrieben sind, auch im Extremitäten-VD gut erkennen. Wir sahen weiter, daß den Knotungen im Extremitäten-Ekg, die auf Reizleitungsstörungen zu beziehen waren, im Extremitäten-VD Ausbuchtungen entsprechen, die häufig aus der Hauptebene der QRS-Schleife herausfallen im Gegensatz zu den „harmlosen" Knoten und Ausbuchtungen, deren Auftreten an die Atmungsphasen gebunden ist. Zur Beurteilung derartiger vergleichender Fragen ist also unsere Methode der Extremitätenvektordiagraphie besonders geeignet.

Literatur.

BÜCHNER, WEBER u. HAAGER: Coronarinfarkt und Coronarinsuffizienz. Leipzig 1935.

BURGER, R.: Die Hypertrophie der Herzkammern und das Ekg. Z. klin. Med. **102**, 603 (1925).

EINTHOVEN, FAHR u. DE WAART: Über die Richtung und die manifeste Größe der Potentialschwankungen im menschlichen Herzen und über den Einfluß der Herzlage auf die Form des Ekg. Pflügers Arch. **150**, 275 (1913).

FRÖHLICH, R.: Zur Frage der elektrischen Herzachse. Z. Kreislaufforsch. **30**, 251 (1938).

GUCKES, E.: Zur Technik der zwei- und dreiphasischen Darstellung des menschlichen Herzvektors. Z. exper. Med. **104**, 705 (1939).

HOLLMANN, H. E. u. W. HOLLMANN: Neue elektrokardiographische Untersuchungsmethoden. II. Die dreiphasische Vektordarstellung der Potentialresultanten des Herzens. Z. Kreislaufforsch. **29**, 546 (1937). — Z. Instrumentenkde **57**, 147 (1937).

— — Das EINTHOVENsche Dreiecksschema im Vergleich zu anderen Ableitungsschemen. Arch. Kreislaufforsch. **3**, 191 (1938).

— — Das EINTHOVENsche Dreiecksschema als Grundlage neuer elektrokardiographischer Registriermethoden. Z. klin. Med. **134**, 732 (1938).

KLINK, H.: Muskelhyperplasie der Herzkammern, Herzlage und Ekg. Z. klin. Med. **123**, 687 (1933).

KOCH-MOMM, E.: Die Ungültigkeit des EINTHOVENschen Dreieckschemas für das Ekg. Z. Kreislaufforsch. **25**, 513 (1933).

— Läßt sich eine Hypertrophie aus dem Ekg diagnostizieren? Med. Welt **1935**, 1219.

KORTH u. PROGER: Untersuchungen über die klinische Bedeutung der Verschiebung der elektrischen Achse nach links im Ekg. Dtsch. Arch. klin. Med. **170**, 516 (1931).

— — Über die klinische Bedeutung der Linksachsenverschiebung im Ekg auf Grund von Nachuntersuchungen. Dtsch. Arch. klin. Med. **171**, 578 (1931).

LEWIS, TH.: The spread of the excitatory process in the vertebrate heart. Philos. Trans. roy. Soc. Lond. **207**, 221 (1916).

MANN: A method of analyzing the Ekg. Arch. int. Med. **25**, 283 (1920).

SAVJALOFF: Methode der stereometrischen Elektrokardiographie. Z. Kreislaufforsch. **21**, 705 (1929).

SCHELLONG, F.: Elektrokardiographische Diagnostik der Herzmuskelerkrankungen. Verh. dtsch. Ges. inn. Med. **48**, 288 (1936).

— Ziele und Wege der Ekg-Forschung. Dtsch. med. Wschr. **1937 II**, 1537.

— Vektordiagraphie des Herzens als klinische Methode. Klin. Wschr. **1938 I**, 453.

— HELLER u. SCHWINGEL: Das Vektordiagramm; eine Untersuchungsmethode des Herzens. I. Mitt. Z. Kreislaufforsch. **29**, 497 (1937).

Schellong, F. u. Schwingel: II. Mitt. Über die Bedeutung von Knotungen in der Anfangs-schwankung des Ekg, erklärt durch das Vektordiagramm. Z. Kreislaufforsch. **29**, 596 (1937).

— — u. Hermann: III. Mitt. Die praktisch-klinische Methode der Vektordiagraphie und das normale Vektordiagramm. Arch. Kreislaufforsch. **2**, 1 (1937).

— u. Stetzer: Das Digitalis-Ekg; Grundsätzliches über die Deutung des menschlichen Ekg. Dtsch. med. Wschr. **1936 II**, 1785.

Schlomka: Zur Bewertung der sog. Überwiegungskurven des Ekg. Klin. Wschr. **1936 I**, 564.

Trendelenburg, W.: Einige klinisch wichtige Fragen der Elektrokardiographie. Dtsch. med. Wschr. **1938 II**, 1503.

Uhlenbruck: Die Klinik der Koronarerkrankungen. Erg. inn. Med. **55**, 438 (1938).

Weber, A.: Die Elektrokardiographie, 1. Aufl. Berlin 1926.

— Die Elektrokardiographie, 3. Aufl. Berlin 1937.

— Die klinische Bedeutung der Veränderungen von ST und T im Extremitäten-Ekg. Dtsch. med. Wschr. **1937 I**, 430.

Wens, G.: Beitrag zur Frage der sog. Überwiegungskurven im Ekg. Z. Kreislaufforsch. **24**, 406 (1932).

VERLAG VON JULIUS SPRINGER / BERLIN

Die Elektrokardiographie und andere graphische Methoden in der Kreislaufdiagnostik. Von Professor Dr. **Arthur Weber**, Direktor des Balneologischen Universitäts-Instituts Bad Nauheim. Dritte Auflage. Mit 137 Abbildungen. XVII, 202 Seiten. 1937. RM 15.60, gebunden RM 16.50

Die Herz- und Gefäßkrankheiten. Von Professor Dr. **Walter Frey**, Direktor der Medizinischen Universitätsklinik Bern. Mit 67 Abbildungen. V, 342 Seiten. 1936. RM 29.—, gebunden RM 32.60

Herzkrankheiten. Eine Darstellung für praktische Ärzte und Studierende. Von **Sir Thomas Lewis**, Physician in Charge of Department of Clinical Research, University College Hospital, London. Übersetzt von Dr. med. W. Hess, Freiburg i. Br. Mit einem Geleitwort von Professor Dr. F. Volhard, Frankfurt a. M. („Fachbücher für Ärzte", Band XVII.) Mit 45 Abbildungen. XVI, 270 Seiten. 1935. Geb. RM 18.—

Die Krankheiten des Herzens und der Gefäße. Von Professor Dr. **Ernst Edens**, Düsseldorf. Mit 239 zum Teil farbigen Abbildungen. VIII, 1057 Seiten. 1929. RM 59.40, gebunden RM 62.10

Der Coronarkreislauf. Physiologie. Pathologie. Therapie. Von Dr. **Max Hochrein**, Professor an der Universität Leipzig. Mit 54 Abbildungen. VII, 227 Seiten. 1932. RM 24.—

Thrombose, ihre Grundlagen und ihre Bedeutung. Von Professor Dr. **A. Dietrich**, Direktor des Pathologischen Instituts der Universität Tübingen. („Pathologie und Klinik in Einzeldarstellungen", 4. Band.) Mit 26 Abbildungen. VI, 102 Seiten. 1932. RM 8.80, gebunden RM 10.—

Das Versagen des Kreislaufes. Dynamische und energetische Ursachen. Von Professor Dr. **Hans Eppinger**, Direktor der Med. Universitätsklinik in Freiburg i. Br., Dr. **Franz Kisch** und Dr. **Heinrich Schwarz**. Mit 56 Abbildungen. V, 238 Seiten. 1927. RM 14.85

Über das Asthma cardiale. Versuch zu einer peripheren Kreislaufpathologie. Von Professor Dr. **Hans Eppinger**, Dr. **L. von Papp** und Dr. **H. Schwarz**, I. Medizinische Klinik in Wien. Mit 39 Abbildungen im Text. VII, 217 Seiten. 1924. RM 8.64

Das Beriberi-Herz. Morphologie. Klinik. Pathogenese. Von Professor Dr. **K. F. Wenckebach**, em. Vorstand der I. Medizinischen Universitätsklinik Wien. („Pathologie und Klinik in Einzeldarstellungen", 6. Band.) Mit 38 Abbildungen. VII, 106 Seiten. 1934. RM 12.—, gebunden RM 13.50

Zu beziehen durch jede Buchhandlung

Normale und pathologische Physiologie der Blutzirkulation. ⟨„Handbuch der normalen und pathologischen Physiologie", 7. Band.⟩

Erster·Teil: **Herz.** Mit 200 Abbildungen. X, 862 Seiten. 1926.
RM 62.10, gebunden RM 66.42

Zweiter Teil: **Blutgefäße. Kreislauf.** Mit 232 Abbildungen. XIII, 1061 Seiten. 1927. RM 79.20, gebunden RM 86.40

Der Band ist nur vollständig käuflich.

Zirkulationsorgane. Mediastinum. Zwerchfell. Luftwege. Lungen. Pleura. ⟨„Handbuch der inneren Medizin", zweite Auflage, 2. Band.⟩

Erster Teil. Mit 347 zum großen Teil farbigen Abbildungen. XV, 980 Seiten. 1928. Gebunden RM 68.40

Erkrankungen der Zirkulationsorgane. Von Professor Dr. F. Külbs=Köln. — Die Erkrankungen des Mediastinum. Von Professor Dr. G. v. Bergmann=Berlin. — Allgemeine und spezielle Zwerchfellpatho=logie. Von Professor Dr. H. Eppinger=Freiburg i. Br. — Erkrankungen der oberen Luftwege. Von Pro=fessor Dr. E. Meyer=Berlin.

Zweiter Teil. Mit 136 zum Teil farbigen Abbildungen. X, 1008 Seiten. 1930. Gebunden RM 79.20

Die Erkrankungen der Trachea, der Bronchien, der Lungen und der Pleuren. Von Professor Dr. R. Staehelin=Basel.

Der Band ist nur vollständig käuflich.

Die Hypertoniekrankheiten. Von Dr. **Eskil Kylin,** Direktor der Inneren

Abteilung des Allgemeinen Krankenhauses zu Jönköping, ehem. beitr. Lehrer für Innere Medizin am Karolinischen Institut zu Stockholm. Zweite, vollständig umgearbeitete und erweiterte Auflage. Mit 28 Abbildungen. X, 270 Seiten. 1930. RM 19.80

Störungen in der Frequenz und Rhythmik des Pulses.

Von Professor Dr. **Edmund Maliwa,** Baden bei Wien. ⟨Bücher der ärztlichen Praxis, 10. Band.⟩ Mit 4 Abbildungen. V, 76 Seiten. 1928. RM 2.60

⟨Verlag von Julius Springer / Wien⟩

Sklerose und Hypertonie der innervierten Arterien. Von

Gustav Ricker, Direktor der Pathologischen Anstalt der Stadt Magdeburg. IV, 193 Seiten. 1927. RM 9.45

Die Arten der Schlaganfälle des Gehirns und ihre Entstehung. Von Dr. **Ph. Schwartz,** a. o. Professor an der Universität Frankfurt a. M.

⟨„Monographien aus dem Gesamtgebiete der Neurologie und Psychiatrie", 58. Band.⟩ Mit 150 Abbildungen. VI, 269 Seiten. 1930. RM 43.20

Digitalisfibel für den Arzt. Von Professor Dr. **Ernst Edens,** Düsseldorf.

Dritte Auflage. Mit 3 Abbildungen. 40 Seiten. 1938. RM 1.80